Ирис Тайянь

ПСИХОЛОГИЧЕСКАЯ ДИАГНОСТИКА В КИТАЙСКОЙ МЕДИЦИНЕ

ПСИХОДИНАМИКА 12 ОСНОВНЫХ, И 8 ЧУДЕСНЫХ МЕРИДИАНОВ

2024 год

Оглавление

ПРЕДИСЛОВИЕ 6

Для кого написана эта книга 6

Почему написана эта книга? 6

Как построена эта книга? 8

Различия, особенности и общности психологических понятий европейской и китайской традиций 10

Устройство души 11

Критика на отсутствие психических характеристик в ТКМ 15

Концепция здоровья 16

Список сокращений 17

Введение. 12 основных меридианов ТКМ 18

МЕРИДИАН ЛЕГКИХ 19

Норма, здоровое состояние 19

Переизбыток энергии, застой 24

Недостаток энергии 29

МЕРИДИАН ТОЛСТОГО КИШЕЧНИКА 33

Норма, здоровое состояние 33

Переизбыток и застой энергии 36

Нехватка энергии 40

МЕРИДИАН ЖЕЛУДКА 44
Норма, здоровое состояние 44

Переполненность, застой энергии 49

Нехватка энергии 53

МЕРИДИАН СЕЛЕЗЁНКИ 58
Норма, здоровое состояние 58

Переизбыток, застой энергии 63

Нехватка энергии, слабость меридиана 67

МЕРИДИАН СЕРДЦА 72
Норма, здоровое состояние 72

Переизбыток энергии, застой 76

Слабость энергии 81

МЕРИДИАН ТОНКОЙ КИШКИ 85
Норма, здоровое состояние 85

Переполненность энергии, застой 88

Слабость энергии 91

МЕРИДИАН МОЧЕВОГО ПУЗЫРЯ 96
Норма, здоровое состояние 96

Переизбыток энергии 100

Слабость энергии меридиана 105

МЕРИДИАН ПОЧЕК 110
Норма, здоровое состояние 110

Переизбыток энергии, застой 116

Слабость меридиана 119

МЕРИДИАН ПЕРИКАРДА 124
Норма, здоровое состояние 124

Переполненность меридиана 126

Слабость меридиана 128

МЕРИДИАН ТРОЙНОГО ОБОГРЕВАТЕЛЯ 129
Норма, здоровое состояние 129

Избыток энергии 132

Недостаток энергии 133

МЕРИДИАН ЖЕЛЧНОГО ПУЗЫРЯ 135
Норма, здоровое состояние 135

Избыток энергии 140

Недостаток энергии 144

МЕРИДИАН ПЕЧЕНИ 149
Норма, здоровое состояние 149

Переполненность энергии, застой 153

Нехватка энергии, слабость меридиана 157

ЖИЗНЕННЫЕ ЦЕННОСТИ МЕРИДИАНОВ 161

ВОСЕМЬ ЧУДЕСНЫХ МЕРИДИАНОВ 163

Du Mai Заднесрединный чудесный меридиан 165

Переизбыток энергии 167

Недостаток энергии 168

Ren Mai. Переднесрединный меридиан 169

Чудесный сосуд. Chong Mai 171

Чудесный сосуд. Yang Qiao Mai 172

Чудесный сосуд. Yin Qiao Mai 172

Чудесный сосуд. Dai Mai 172

Чудесный сосуд. Yin Wei Mai 173

Чудесный сосуд. Yang Wei Mai 173

КОРРЕКЦИЯ МЕРИДИАНОВ 177

ПОСЛЕСЛОВИЕ 182

СПИСОК ЛИТЕРАТУРЫ 18383

Предисловие

Для кого написана эта книга

Книга, написанная берлинским психотерапевтом, познакомит врачей, целителей и практиков традиционной китайской медицины с новым дополнительным инструментом диагностики 12 главных и 8 чудесных меридианов ТКМ. Она может быть полезна читателям, изучающим китайскую метафизику, людям, занимающимся саморазвитием, и заботливым родителям, желающим вырастить психически здоровых детей.

Традиционная китайская медицина претерпела сильные изменения своей изначально-мистической концепции психики под влиянием Конфуцианства. Европейский психоанализ призван привнести в систему ТКМ понимание психики и психических процессов, в последнее время так сильно игнорируемое прагматичными китайцами. В книге вы найдёте описание психодинамики развития здоровых меридианов и их патологий.

Для русскоязычного читателя понятие психодинамики может звучать необычно. Психоанализ как метод лечения в постсоветском пространстве ещё находится в подростковом возрасте, ему всего пара десятков лет. Во времена холодной войны психоанализ был под запретом и считался даже опаснее шарлатанства. В любом случае описание психодинамики меридианов обещает вам новый, свежий взгляд на многовековую традицию ТКМ, улучшит глубинное понимание причин патологий меридианов и, возможно, откроет новые перспективы на их лечение.

В этой книге собрана только та часть знаний, которая касается непосредственно психических явлений. Предложения по лечению указаны схематично и только те, что касаются проверенных методов психотерапии.

Почему написана эта книга?

Мотиватором написания этой книги послужила проблема правильной диагностики. Попытки определить диагноз в ТКМ по отдельным симптомам часто сильно осложняются из-за того, что один и тот же симптом может встречаться при патологии разных меридианов. Таким образом, «подход является симптоматическим, а не энергетическим» (Matsumoto, 1986). Именно это и осложняет для практикующего ТКМ интеграцию такого знания в его лечение.

Использование описания эмоций и психических состояний пациентом также сталкивается с трудностями (Maciocia, 2020). Одна и та же эмоция может иметь разные составляющие и переживаться пациентом очень субъективно.

Например, тревожность, страх могут быть вызваны патологией и меридиана желудка, и меридиана мочевого пузыря, и меридиана почек. Или, например, трудоголизм-выгорание может быть следствием перегруза меридиана лёгких или селезёнки, но причины попадания человека в это состояние будут разными, и именно это надо научиться различать, планируя лечение. Выгорание при патологии меридиана лёгких произошло из-за внутренней конформности и групповой зависимости, тогда как выгорание при патологии меридиана селезёнки происходит от чрезмерно строгого суперэго, скорее оторванного от коллективных процессов.

Археология древнекитайских текстов вызывает восхищение. Использование своеобразного, неповторимого аллегорического языка привносит всё новые и новые интерпретации переводов. Очередные попытки переводов китайских иероглифов даже очень опытными лингвистами, однако, не привносят ясности, а чаще всего даже ещё больше запутывают нас (Lorenzen, 2006). А иногда описанное настолько выходит за рамки понимания, что это можно просто оставить без комментариев.

К сожалению, как вы понимаете, исходные тексты иногда подвергались не точному переводу, во многих местах переводились очень фрагментарно, и, в зависимости от эпохи их перевода, были открыты для различных интерпретаций, поэтому, безусловно, некоторые вопросы в древних текстах для нас так и останутся без ответа.

Лекарю нужно знать не только траекторию движения меридиана, правила концепции У-Син, но намного важнее понимать *смысл* коррекции, которую он производит. Поэтому, на мой взгляд, знания, накопленные психологической наукой, могут привнести некоторую ясность в описание вещей, утраченных в переводах и затерявшихся за многие столетия в турбулентности мировоззренческих споров.

Как построена эта книга?

Книга состоит из тринадцати глав. Двенадцать из них посвящены описанию психологических характеристик постоянных меридианов и ещё одна глава — чудесным меридианам китайской медицины. Каждая глава поделена на три раздела: вначале описывается здоровый меридиан с его энергией нормальной наполненности, затем идёт характеристика меридиана в его перенасыщенном или застойном состоянии, и в третьем разделе описана нехватка энергии в меридиане.

Каждый меридиан описан через телесные ощущения, типичный психологический портрет, психодинамику его развития, причины сбоев и дифференциальную диагностику. Все вышеназванные характеристики относятся только к психическим аспектам меридианов.

Телесные ощущения описывают не только субъективное чувствование физического тела пациентом, но и то, что целитель наблюдает и чувствует сам в контакте с этим человеком. Поначалу это может показаться вам странным — ориентироваться не только на жалобы пациента, но и на то, что вы сами чувствуете в контакте с ним. Этот принцип известен психотерапевтам давно и основывается на понимании того, что саморефлективно описать себя может только здоровый человек, тогда как патология чувствует себя отрывочно, несогласованно и, возможно, даже самообманчиво. То есть врачеватель должен сам восполнить пробел, обращая внимание на то, что он чувствует, какая эмоция остается после того, как пациент ушёл. Как бы дать пациенту свои ощущения на время, в аренду, особенно когда в контакте чувствуется неконгруэнтность услышанного и интуитивно вами воспринятого.

Самая суть главы заключена в следующей части — это *психологический образ* меридиана. Нам легче мыслить образами или эмоциональными картинками, чем запоминать информацию декларативно. Описание образа личности, места и поведения включают у нас ассоциативную цепочку невербальных смыслов. Поэтому в книге особое место отводится описанию психологически-художественных образов, портретным очеркам и аллегориям меридианов. Аллегория — это образное сравнение через короткое событие с типичной для него мизансценой и окружающими предметами, где в качестве образа для сравнения выступает человек.

Образы в книге, конечно, не стоит воспринимать буквально, они гиперболично преувеличены для облегчения формирования ассоциативного ряда и для лучшей наглядности. Понятно, что не все люди, у которых присутствует дефицит энергии меридиана толстой кишки, станут криминальными личностями. Но если ребёнок вырос в нищете, безответственности и тунеядской среде, то неудивительно, что эти тенденции у него могут возникнуть с большой вероятностью.

Китайская медицина, фокусируясь исключительно на материальном мире, накопила опыт быстрой коррекции физического тела, при этом последние примерно пятьсот лет игнорирует психический мир человека, мало разбираясь в причинах таких патологий. А потому врачеватели часто сталкиваются с проблемой: даже после успешного лечения, дисфункция возвращается снова и снова.

Психодинамика описывает направленность человека, его восприятие, мировоззрение, глубинную мотивацию и поведение. Многие психические процессы в значительной степени остаются бессознательными, так как закладываются они в раннем возрасте, где ещё невозможна критическая оценка происходящего. Для нас психодинамика меридианов интересна в первую очередь с точки зрения нахождения креативного пути коррекции патологии, и, конечно, понимания её причин.

Главное для целителя — понять, *что* содержит здоровое течение меридиана, каковы его норма, свойственный ему тип психической или ментальной энергии, тогда будет легче исправлять патологии — у вас окажется отличный ориентир.

Кроме того, анализ психодинамики поможет лучше понять взаимосвязь между недостатком-переизбытком и нормой меридиана. Для этого приведены типичные *кризисные ситуации*, которые могли бы выбить нормальное течение здорового меридиана. Для описания патологий меридианов приведены избегающие кризисные ситуации. Это те ситуации, которых больной будет сознательно сторониться и активно от них защищаться, потому как они кажутся ему невыносимыми. Иногда это тоже может дать хорошие подсказки при диагностике.

Рекомендации по *корректировке* патологий даны только с психотерапевтической позиции. Они должны стать дополнительными к вашему основному типу лечению. Автор исходит из того, что читатель имеет навыки коррекции известными ему способами, будь то иглоукалывание, акупрессура, электротерапия, рефлексотерапия или другие виды лечения.

Дифференциальная диагностика дана только там, где возможна путаница понятий. Там, где, на первый взгляд, одинаковые эмоции или паттерны поведения всё же будут иметь под собой разные внутренние мотивы.

Для лучшего запоминания материала образы психотипов и их жизненные ценности собраны в таблицу на страницах 165–166, к каждому из них для наглядности есть иллюстрация.

Различия, особенности и общности психологических понятий европейской и китайской традиций

Я как психоаналитик, десятилетиями работающий в культурном Вавилоне Берлин, уже давным-давно убедилась, что на глубинном уровне в психике людей нет никаких различий, независимо от того, где они социализировались. Различия наши, национальные и культурные, находятся на более поверхностном уровне психики, а именно на уровне наших представлений и мыслеформ. Иногда это, однако, может вести к непониманию, и потому в этой главе я хотела бы снять некоторые вербальные недоразумения понятий.

Первое, что мне хотелось бы упомянуть в различии мировоззрений — это понятие личности, самости и «Я». Помню, как на семинаре по основам китайской культурологии ответ профессора на вопрос студента об индивидуальности вызвал хохот в зале. Профессор пояснил, что индивидуальности в нашем понимании в китайской культуре нет. «Если в Китае у тебя есть индивидуальное мнение, то засунь его в дупло для мнений». Имея в виду древнюю китайскую традицию оставлять свои личные пожелания в дуплах деревьев в лесу.

Естественно, я не думаю, что китайская ментальность не имеет понятия «индивидуальность», просто оно базируется на других ценностях. Предполагаю, китайские студенты реагировали бы с таким же недоумением, если бы узнали, что понятие «посредственность» (в смысле характеристики личности — обычность, заурядность, простота) в европейском менталитете звучит почти что оскорблением. Здесь каждый хочет быть признанным, особенным или иметь самое лучшее из лучшего. «Я» в Китае социально детерминировано, в Европе «Я» автономно и индивидуально.

Устройство души

Душа в древне-европейском понимании — этерическая субстанция, переживающая тело и способная к самовосприятию. Затем понятие «душа» превратилось в психологическую концепцию «самость», в то время как в Китае «самость» без пользы для социума просто не имеет значения. Самость по-китайски — это социальный конструкт, результат семейно-социальных отношений. Но и это ещё не всё. Самые серьёзные различия начинаются в понимании устройства души.

Концепция души в китайской культуре уникальна и сильно отличается от западных представлений. Единство души и догмат о триединстве в европейском менталитете — это продукт второго Вселенского Собора, состоявшегося в Константинополе в 381 году. В традиционной китайской философии и медицине душа не рассматривается как единая сущность, а состоит из нескольких аспектов, которые вместе образуют человеческое существо. В древних концепциях Китая «душа» гораздо больше, чем триединство. Я попробую представить это понятие читателю в терминах современной психологической науки. См. рисунок ниже.

Когда используется термин «qi» («ци» или «чи») как обобщающее понятие, имеется в виду основная жизненная сила, пронизывающая всю вселенную.

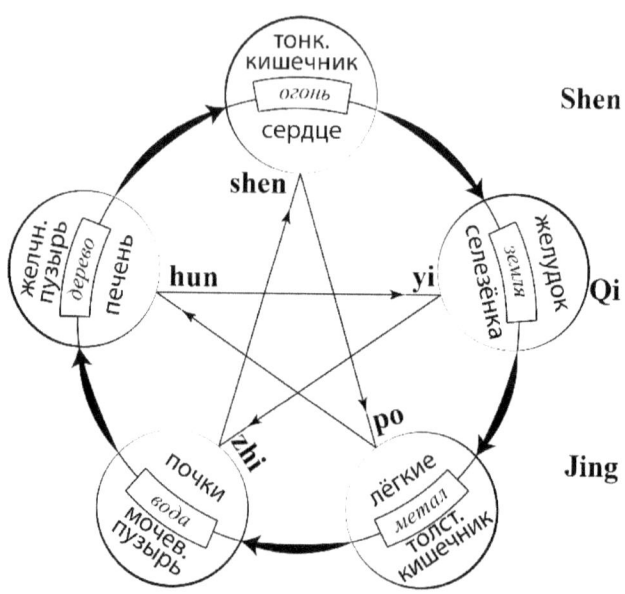

«神» (shén) означает «божественный дух». Это духовный аспект души. Современная психология объяснила бы эту часть души такими терминами, как: трансцендентность познания и иррациональная ментальность.

«魂» (hún) иероглиф означает «душа». Это душевно-эмоциональный аспект души, а также её самосознание на уровне «я есмь» в смысле её индивидуальных целеустремлений.

«魄» (pò) означает «жизненная сила». Это часть души, больше связанная с телесным аспектом человека, его витальность и его взаимодействия с земными ценностями.

«意» (yì) иероглиф означает «намерение». Современная психология объяснила бы эту часть души, как поведенческую составляющую личности, отвечающую за социализацию и устройство психической структуры в смысле ОПД (OPD, 2009).

«志» (zhì) означает «воля». Эта часть души отвечает за умение мобилизовать психические и физические возможности человека.

Итак, нижняя часть схемы *«jing»* соответствует скорее поведенческому аспекту личности, средний уровень объясняет социально-эмоциональный мир личности *«qi»*, и высший *«shén»* — это духовно-идеальная составляющая человека, его «Супер-Я». Знаменитому фрейдовскому «es-оно», относящемуся к инстинктивной и импульсивной части личности, в У-Син концепции места не нашлось. (Freud, 1923). Понятно, почему «es» в схеме нет: смысл У-Син в создании системы саморазвития человека, где инстинктам особого значения не придаётся.

Иероглиф *«shen»* означает «поток с небес», то есть изменения, которые открывают человеку трансцендентные вещи. *«Jing»* является базой нашей витальности. «...все жизненные процессы для их выполнения нуждаются в *«qi»*. Эта энергия охватывает три уровня, начиная с более грубого *«jing»*, становясь всё более тонким *«qi»* и заканчивая в нематериальном, очень изменчивом *« shen»* (Kubny,1995).

«Jing» обычно переводится как «сущность» и описывает формообразующую энергию, которая придаёт структуру всему органическому живому. Потенциал структуры означает возможность быть сформированным. Для этого «jing» требуется формообразующая сила, которая как «shen» всеприсутствует и действует спонтанно.

Карта внутреннего ландшафта Neijing Tu является изображением пути внутренней алхимии Китая и представлением малого небесного круговорота в тихом Цигун. «Сексуальная активность и стресс истощают Jing, эмоции влияют на Qi, желания и идеологии фиксируют Shen. Процесс очищения и совершенствования Jing-Qi-Shen является заботой всех школ внутренней алхимии Китая (Lorenzen, 2006).

В древнейшем символе для обозначения энергии *«qi»* указывается на трансформацию из формы в бесформенное, что является основой каждого алхимического процесса. Оно проявляется как на физическом, так и на духовном уровне, связывая их оба.

«Shen» означает способность интерпретировать, анализировать сенсорные восприятия и эмоции, а также делать выводы. В этом смысле *«shen»* вполне можно перевести как «дух» или «разум». (Lorenzen, 2006)

И ещё на одной концепции я хотела бы заострить внимание читателя, так как в европейской культурной традиции этого понятия нет.

Концепция «странствующей души» переводится на китайский как «流浪的灵魂» (liúlàng de líng hún), что буквально означает «блуждающая душа» или «скитающаяся душа» (Maciocia, 2013). Согласно древним китайским представлениям, странствующая душа входит в тело вскоре после рождения, через 3 дня после него, и передаётся человеку от его отца. По своей сути она эфирна, переживает после смерти тело и возвращается обратно к небу (tian): «та часть души, которая после смерти покидает тело и несёт с собой видимость физической формы» (Giles, 1912).

«Странствующая душа дополняет дух и ци; она более близка к духу, но приходит и уходит» (Kasulis, 1993). Внутренний ход меридиана лёгких, чудесный меридиан *Du Mai* и пункт входа-выхода души в магии и шаманизме совпадают по своим проекциям в теле.

Итак, описание души в китайской культуре также включает в себя идею о том, что душа может покидать тело. Например, во сне, в состоянии медитации, и возвращаться в тело назад, что отражает веру в бессмертие души, её способность к перерождению или перемещению в другие существа или реальности после смерти тела. Подробнее речь об этом пойдёт в главе «Чудесные меридианы».

«Инь контролирует сохранение; по этой причине *телесная душа* контролирует память. Ян контролирует движение; следовательно, *странствующая душа* может распространяться, приходить и уходить. Обе души неразделимы: когда сущность (jing) собирается, возникает *телесная душа*, когда собирается ци «qi», возникает *странствующая душа*» (Lorenzen, 2006).

То есть странствующую душу можно сравнить с концепцией бессознательного. Опыт психотерапевтической работы методом расстановок показывает, что считать при этом можно лишь имплицитную и эмоционально-мотивационную часть памяти души человека, но почти никогда нет доступа к семантической памяти.

Семантическая память — знания о мире, фактах, понятиях, языке, конкретном времени или месте. Имплицитная память связана с неосознанными знаниями, которые формируются через привычки и автоматизированные действия. Процедурная память, кондиционированные реакции, эпизодическая память чело века по концепции ТКМ относятся к странствующей душе.

Критика на отсутствие психических характеристик в ТКМ

Внутренние психические процессы мало интересовали традиционную китайскую медицину. Эмоции с точки зрения конфуцианства — физические и психические силы, которые затуманивают наше сознание. В европейском психоанализе эмоции совсем не являются факторами, мешающими развитию нашей личности, а скорее представляют собой показатели человечности.

Описывать или диагностировать расстройства с помощью эмоций, на мой взгляд, действительно не имеет никакого смысла. Эмоции — это как рябь на воде, они приходят и уходят, не оставляя следа. А вот фоновое настроение, которое базируется на наших убеждениях, представлениях, нашей мотивации — совсем другое дело. Именно жизненные мотивации и ценности стоит рассматривать с психологической точки зрения, желая привлечь психику в диагностику ТКМ. Поэтому я постаралась подробно описать мотивационные и ценностные структуры меридианов, и менее подробно — их внешнее проявление в виде эмоций.

Современная китайская ментальность основывается на прагматизме, рационалистическом мировоззрении, в ней нет больше мистики, мистика оказалась «потерянной» лет пятьсот назад за ненужностью. Через эту книгу научный психоанализ парадоксальным образом возвращает в концепцию традиционной китайской медицины понятия психики, эмоций, жизненных ценностей и мистики.

Китайская культура базируется на исторической памяти, коллективизме, терпении и уважении к иерархичности общества. Культура нации — это система её смыслов. В наши времена глобализации мы уже хорошо научились отличать культуру от политики.

Ценности — общепринятые верования и убеждения относительно целей, к которым люди должны стремиться. То есть человеческие ценности основываются на целях.

Ценности являются общечеловеческими категориями, они не различаются по своей сути и независимы от принадлежности к национальности. Но культурные смыслы могут выдвигать некоторые ценности в приоритет из-за различия своего пути и опыта развития народа.

Так, например, в одной культуре будет преобладать декларация добра (меридиан сердца), а в другой — запрет зла (меридиан желудка). То есть представители одной культуры будут приоритизировать борьбу за *справедливость*, в то время как другие — борьбу за *добро*.

Формы реализации ценностей могут входить иногда в противоречие друг с другом. Как, например, функциональность — дизайну, естественность — этикету, прямота — компромиссу. Но сами ценности никогда не бывают в конфликте между собой, в противоречия могут вступать только формы или средства достижения их целей. О вкусах не спорят не потому, что вкусы разные, но потому, что если вкус отсутствует, то *не о чем* спорить, а если вкус развит, то тогда *уже* не спорят. Так и с жизненными ценностями: если ценность деформирована, то не о чем дискутировать, а если ценность развита, то ею можно лишь восхищаться, а не сравнивать её с другой.

Концепция здоровья

Концепция здоровья в традиционной китайской медицине несколько отличается от научно-европейской. Причина болезни видится там не как заражение или деформация тела, а как дисбаланс энергий в организме. Тело важно человеку для служения, чтобы приобрести опыт физических переживаний, который нельзя приобрести через исключительно психические свойства души.

В лечении средствами ТКМ важно наладить функционирование физической оболочки, которая затем повлияет на психические свойства человека. Концепция регулирования энергий в организме развилась, судя по письменным источникам, как минимум в седьмом веке до н.э., с тех пор она значительно трансформировалась и продолжает развиваться в настоящее время.

Современная европейская медицина разделяет материально-физиологическое от психического и уж тем более от спиритуального. Я надеюсь, мой читатель хочет, как и я, видеть человека единым в этих трёх ипостасях.

Универсальных способов лечения в ТКМ не существует. В зависимости от силы поражения меридианов рекомендуется использовать различные виды воздействия: от дыхательных упражнений, как самого щадящего и превентивного метода, до физического воздействия на тело в виде массажей и, наконец, более интенсивных способов в виде иглоукалывания, прижиганий и фитотерапии.

Список сокращений

«+» означает переполненность соответствующего меридиана

«-» означает недостаток энергии соответствующего меридиана

«=» означает здоровый меридиан

1 Ле — меридиан лёгких

2 ТолК — меридиан толстой кишки

3 Жел — меридиан желудка

4 Сел — меридиан селезёнки

5 Сер — меридиан сердца

6 ТонК — меридиан тонкой кишки

7 Моч — меридиан мочевого пузыря

8 Поч — меридиан почек

9 Пер — меридиан перикарда

10 ТрОб — меридиан тройного обогревателя

11 ЖП — меридиан желчного пузыря

12 Печ — меридиан печени

Введение. 12 основных меридианов ТКМ

Когда говорят о меридианах без каких-либо уточнений, обычно имеют в виду двенадцать основных или регулярных меридианов *Jing Mai*, названных в честь органов. Согласно представлениям традиционной китайской медицины, основные меридианы образуют цикл, который полностью проходится в течение суток, так что каждый меридиан достигает своего максимума в своё время на протяжении двух часов.

Меридианы — это связи с нашими органами, функциями тела и психикой. Каждому из них соответствует определённый функциональный круг. Если в этой области происходят застои или блокады энергии, тело вначале реагирует симптомами или лёгкими недомоганиями, позже могут возникнуть заболевания.

«Многие болезни вызваны застоем. Застои приводят к тому, что вещества накапливаются, и хотя они стремятся опуститься, они не могут этого сделать; они хотели бы преобразоваться, но не могут. Таким образом, возникают 6 видов застоя: гнев, обсессия (неприятные навязчивые мысли, идеи, желания — *прим. авт.*), тревожность, печаль, шок и страх» (Zhang,1986).

«Печень как связь с окружающей средой, селезёнка отвечает за рациональное мышление, лёгкие — за потребности, почки — за волю, сердце — за духовность. Ци течёт гармонично между мирами только тогда, когда наше тело, наш разум и наша душа имеют открытые каналы. Страдание может вызвать блокады на многих уровнях; напряжения и боль, застывшие идеи и тупики в мышлении, привязанность к негативным эмоциям, предубеждения и одиночество, потерю веры в человечество» (Kirschbaum, 1995).

В следующих главах мы рассмотрим более подробно не только эмоции, сопровождающие поражение меридианов, но и эмоционально-ценностную психическую структуру, содержащуюся в токе энергии меридианов. Во время чтения я рекомендую составить диаграмму на себя самого, где хорошо будет видно, какие меридианы у вас имеют склонность к слабости или избытку, и на каком типе энергии вы живёте. Возможно, это натолкнёт вас на креативные идеи коррекции патологий и, в любом случае, сильно дополнит понимание концепции У-Син.

Меридиан легких

Норма, здоровое состояние. Дух свободомыслия и эстетика

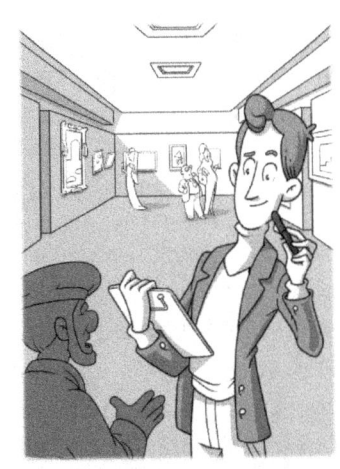

Основные психологические мотивации, связанные с меридианом лёгких, включают стремление к свободе, любовь к эстетике, креативность, дружелюбие, толерантность и коммуникабельность. Человек, у которого меридиан лёгких функционирует без нарушений, обладает ярко выраженными качествами индивидуалиста и эстета, неустанно ищущего новые способы восприятия мира. Он воспринимает информацию панорамно, видя её как единое целое, что позволяет ему быстро различать главное и второстепенное. Такой человек отличается красноречием, остроумием и толерантностью, стремясь окружить себя авангардными личностями и богемами, которые ценят изысканный вкус и обладают проницательным умом.

На физическом уровне здоровый меридиан лёгких проявляется лёгкостью и гибкостью тела, бросается в глаза подвижность рук и точная, но естественная жестикуляция без намёка на театральность или манерность. В общении с человеком, у которого гармонично функционирует меридиан лёгких, создаётся лёгкая и радостная атмосфера. Здоровый меридиан лёгких излучает дружелюбие, дарит ощущение свободы и радости, мотивируя окружающих на творчество.

Художественный образ меридиана лёгких

Зал окутан мягким светом. Вокруг — изысканная мебель и произведения современного искусства. В воздухе звучит хрустальный звон бокалов с шампанским. Фоном играет лёгкий джаз, добавляя атмосферу легкомыслия и изысканности. Среди светской публики слышны лёгкие, ненавязчивые разговоры об искусстве, красоте и психологии — это не барокко-ужин со строгим этикетом, а расслабленный фуршет, где свобода общения не знает границ. На столах — эстетично поданные лёгкие закуски. Каждый уголок этого пространства наполнен утончённой красотой, которая радует глаз без лишней помпезности, но с истинной жизнерадостностью. При внимательном рассмотрении каждый неброский элемент интерьера открывает необычайную эстетику.

Само общество здесь выделяется своей эстетикой. Люди излучают красоту и молодость даже те, кому за семьдесят — в их взглядах читается ясность, прямота, толерантность и открытость к новому. Открытость ко всему неизведанному и новаторскому определяет дух меридиана лёгких. Разговоры, лёгкие, но глубокие, позволяют говорить о серьёзных темах с красотой и глубиной, не умаляя их важности. Красивые женщины с их грациозными жестами, гибкими станами и тонкими лицами. Они восприимчивы, веселы, легки на подъём. Мужчины, обсуждая современное общество и политику, создают атмосферу интеллектуального обогащения и взаимопонимания.

Такой стиль журналистики отходит от искажений и популизма, стремясь к глубине и всепроникающему анализу. Суть здесь — в *точности* и *своевременности* передачи информации, а не в попытке шокировать или захватить внимание аудитории. При этом анализ может и не быть ключевым, так как предполагается, что аудитория уже обладает эстетической подготовкой и глубокими знаниями. Такую публику сложно удивить провокациями, однако новаторские подходы, свежие идеи и нестандартные формы подачи могут вызвать искренний интерес.

Человек со здоровым меридианом лёгких выступает как истинный индивидуалист в уже подготовленном мире знаний. Такой человек подходит к решению задач нестандартно и креативно, при этом владея классическим фундаментом в своей области. Это значит, что он идёт за пределы традиционно накопленных знаний, преодолевая их границы, а не экспериментирует в своём незнании, такие индивидуалисты, к сожалению, тоже встречаются, но наш герой не из их числа.

Эта атмосфера напоминает волшебство музыки Штрауса и изящество танцев на венских балах. Чтобы глубже погрузиться в мир меридиана лёгких, стоит обратить внимание на кинематограф великих итальянских мастеров, таких как Федерико Феллини с его «Сладкой жизнью» и Паоло Соррентино с «Великой красотой». Однако будьте осторожны с критическими интерпретациями «Сладкой жизни»; более точный перевод — «Сладость жизни», и фильм вовсе не критика буржуазного образа жизни, а скорее гимн жизнерадостности и искренности людей, наслаждающихся общением после трудового дня. Эти персонажи не разделяют мир на классы или социальные слои, а открыты всему новому, стремясь к единству в новой Европе. Для них важно не выживание, не борьба или слепое следование идеологиям, а простое человеческое общение и умение радоваться каждому моменту жизни.

Какая психодинамика приводит к формированию здорового меридиана лёгких?

Ключ к развитию здорового меридиана лёгких лежит в психодинамике, начинающейся в детстве. Люди, чей меридиан лёгких функционирует оптимально, в раннем возрасте испытали много свободы. Они наблюдали, как их близкие находят творческие подходы к решению жизненных задач. Родители этих детей не ограничивали их или не доминировали над ними; возможно, они даже часто были заняты своими делами, но, когда находились рядом, они наполняли атмосферу радостью открытий и интенсивно демонстрировали свою любовь.

Эти дети росли в семьях, где вечерние беседы за ужином легко перетекали на темы искусства, музыки, инноваций и общественной жизни. Выходные для них — это время посещений музеев и театров, а воспитание сосредоточено на поддержании любознательности, остроты ума и духа. Важным аспектом являлось умение видеть взаимосвязи между событиями и явлениями вместо заучивания дат из учебников. Биографии великих личностей изучались не как примеры непререкаемого авторитета, а как важные этапы в развитии человечества.

Создание доброжелательной, вдохновляющей и креативной атмосферы является ключом к здоровому развитию меридиана лёгких у детей. Ментальная лёгкость достигается через гибкость мышления, которая не ограничивается лишь способностью к адаптации, а включает в себя толерантность — способность уметь признавать и принимать различные, даже противоречащие друг другу, точки зрения. Такая толерантность подразумевает готовность быстро менять свою перспективу, видеть ситуацию глазами другого.

Умение понимать перспективу другого — это ценный психологический навык, начинающая формироваться у детей уже в четырёхлетнем возрасте. Хотя он частично заложен от рождения, осознанное развитие этой способности родителями через вопросы вроде «А что, по-твоему, подумал твой друг в этой ситуации? Как он/она себя при этом чувствовал(а)?» играет неоценимую роль. Родители могут поделиться своими собственными чувствами и переживаниями, особенно в сложных и запутанных ситуациях, показывая тем самым разные перспективы восприятия.

Толерантность — это не только открытость и приемлемость различий, но и обширные знания, которые позволяют видеть систему в её сложности, как сплетение разнообразных влияний и плотную сеть взаимосвязей. Даже если в семье вопросы образованности остаются недостаточно освещёнными, существует возможность поддержать интерес ребёнка к учёбе, предложив ему ресурсы в интернете, которые облегчат доступ к миру культуры. В качестве примера можно привести произведения Дитриха Шванца, где автор размышляет о том, что составляет основу культурной памяти человечества, помогая различать действительно значимое от второстепенного. Эти источники станут отличными наставниками для юного исследователя, стремящегося к расширению своих горизонтов и пониманию многообразия мира.

Что же может вызвать сбой в работе меридиана лёгких?
Одним из основных факторов, способных нарушить нормальное функционирование меридиана лёгких, является изоляция от людей и отказ от активной социальной жизни. Такие условия оказывают сильное депрессивное воздействие на человека и, если продолжаются длительное время, могут привести к серьёзным сбоям в работе меридиана. Под изоляцией подразумевается не только физическое отсутствие контактов, но и ограничение возможностей для радости, общения и полноценного взаимодействия с окружающим миром.

Атмосфера безвкусицы и уродства, характерная для мещанского образа жизни, также может вызвать у меридиана лёгких чувство почти физического дискомфорта. Первые признаки неполадок в работе меридиана часто выражаются в острой нетерпимости к громким звукам, крикам толпы, стремлении избегать общения с людьми и отказе от жизненных удовольствий. Поэтому в процессе коррекции состояния меридиана лёгких, важнейшую роль играет окружающая среда. Гармоничное и красивое окружение может способствовать восстановлению его нормального функционирования. Важно помнить, что истинная радость отличается от эйфории, толерантность не следует путать с конформизмом, а инновационность — со склонностью к скандальным провокациям.

Дифференциация

При диагностике состояния меридианов важно учитывать их дифференциацию, особенно когда речь идёт о здоровом меридиане лёгких и меридиане тонкого кишечника. Оба играют значимую роль в мыслительной деятельности человека, но характер их влияния различается. Для меридиана лёгких ключевыми являются широта взглядов, всеохватность мышления, новизна и гибкость в подходах и решениях. В отличие от меридиана тонкого кишечника, где акцент делается на глубину анализа и проработку деталей, меридиан лёгких больше ориентирован на общий обзор и способность быстро адаптироваться к новым условиям, принимая разнообразные идеи и подходы.

Меридиан лёгких

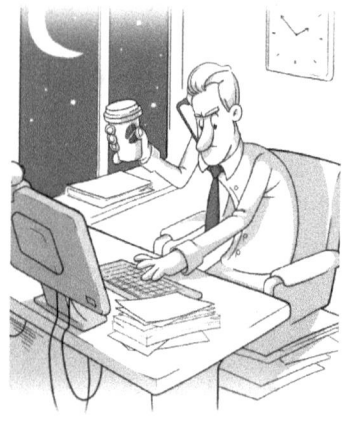

Переизбыток энергии, застой. Возбуждённый трудоголик

Человек с переизбытком энергии в меридиане лёгких проявляет себя как неутомимый трудоголик, который не в силах остановиться и расслабиться. Несмотря на постоянное чувство усталости и истощения, такой человек остаётся агитированным и «полным сил для новых свершений».

Пациент с застоем в меридиане лёгких обычно легко узнаваем. Такой человек кажется неспокойным, легко возбудимым, создаёт вокруг себя атмосферу спешки, напряжения и безосновательного беспокойства. Находясь рядом с ним, можно почувствовать себя потерянным, недостаточно расторопным, точным или компетентным, одновременно испытывая сильное желание помочь этому неугомонному трудяге. Его перевозбуждённое состояние обычно связано с глубоким психологическим стрессом, а также с физическим истощением, которое сам пациент может и не признавать. Среди симптомов застоя меридиана лёгких могут быть ощущение тяжести в груди, затруднённое дыхание, нервозность, приступы «справедливого гнева» и абсолютная нетерпимость к окружающему. В народе это состояние иногда называют «руки чешутся», и это может проявляться буквально: вся энергия сосредоточена в руках, которые словно тянутся вверх, вызывая ощущение горячих ладоней.

Образ переизбытка энергии меридиана лёгких.
Переизбыток энергии в меридиане лёгких можно сравнить с состоянием солдат в марш-броске или толпы, единодушно совершающей однотипные действия до полного истощения, где при этом все подстёгивают и возбуждают друг друга. Это атмосфера громких разговоров, смеха, подбадривания, где царят простые и иногда пошлые шутки. В такой среде главное — не утратить

энергию. В общении допустимы грубость и непочтительность, ведь здесь якобы нет места для слабых. В высшей степени ценятся физическая сила, выносливость и скорость выполнения заданий. При этом мало внимания уделяется размышлениям о мотивации, целях или самом процессе работы. Все действуют под диктовку указаний от вышестоящего руководства.

Состояние выгорания может наступить в самых разных ситуациях: будь то экзистенциальный кризис при солдатском марше, или роскошный столичный офис, где сотрудники работают в ритме африканских танцев под барабаны. Общим здесь является атмосфера эйфорической гиперактивности, когда люди выматывают себя до истощения. В такой обстановке любое замедление в работе воспринимается как угроза, подсознательно работники чувствуют, что это может навсегда их выбить из колеи. Из-за этого часто в таких группах устанавливается динамика моббинга (формы психологического насилия над отдельным человеком со стороны группы) медленно работающих коллег.

У меня была пациентка, медсестра с диагнозом клинического выгорания. Когда я спросила, как она довела себя до такого состояния, она ответила: «Просто потому, что некому было работать больше». По её словам, у неё была хорошая команда, они понимали и поддерживали друг друга, но из-за нехватки персонала они все время оставались на переработке. Иногда ей приходилось стоять в операционной по 10 часов, потому что никого не было, кто мог бы её заменить. На мой вопрос, знает ли об этом главврач, она ответила: «Да, конечно, он сам тоже выстаивал такие смены». «Мы все очень ответственные люди», — добавила она с гордостью. Но когда я сказала ей, что, возможно, я бы не хотела, чтобы мой ребёнок попал на операционный стол в её отделении, она посмотрела на меня с удивлением. «Вчера, — продолжаю я, — я видела в новостях репортаж о женщине, у которой на рентгене обнаружили забытые ножницы после операции много лет назад». Я посмотрела ей в глаза и спросила, не допустимо ли подобное случайное упущение после 10-часовой смены главврача. Мне показалось, что до неё медленно что-то доходит.

Что же вызывает сбой работы меридиана лёгких в сторону переизбытка энергии?

В первую очередь, это ограничение свободы выбора и саботаж творческого самостоятельного поиска решений. Мыслительные операции и реальные действия подгоняются торопливостью, что создаёт ощущение суматошности и глобального дефицита времени. Авторитеты распространяют нетерпимость к слабости и медлительности, презирая тех, кто не может поддерживать высокий темп работы.

Какая психодинамика приводит к переизбытку энергии в меридиане лёгких?

Ребёнок начинает ощущать, что его любят только за его успехи: за бесконечную помощь родителям, за присмотр за младшими братьями и сестрами, за безупречные оценки в школе. Эти дети, как правило, становятся отличниками ещё с самого детства, выделяясь своим успехом во всех предметах без исключения. Но самое главное — ребёнку не уделяют время на отдых и не учат планировать свою работу. Его личные границы нарушаются и игнорируются, и со временем он просто забывает об их существовании, не зная, где они, и имеются ли вообще. Он не может ни морально, ни физически отключиться от постоянного напряжения и наваленных задач.

Самоконтроль действий при этом вряд ли возможен. Ребёнок ограничен лишь опцией внешнего контроля со стороны родителей. При этом всё может выглядеть очень прилично: «трудолюбивая семья с высокими запросами». Часто сами родители являются трудоголиками и, вовсе не желают вреда своему ребёнку, гордятся им и любят его. Но они просто не успевают объяснить задание, поддержать ребёнка душевно и помочь ему размышлять над тем, что и зачем он делает. Они сами находятся в состоянии глобальной перегрузки и спешки.

А требовательные родители, естественно, ожидают от детей того же, что и от себя. Им самим часто не хватает времени заметить, что ребёнку невмоготу. «В мои годы, — говорят они, — я делал так и так», оправдывая свои требования. Ребёнок старается соответствовать, чтобы родители гордились им, а родители, в свою очередь, реагируют на успехи, нагружая его ещё больше. Если при этом в воспитании не уделяется внимание развитию собственной инициативы и самостоятельности, то сбой в работе меридиана лёгких гарантирован.

Люди с переизбытком энергии в меридиане лёгких часто ценят физическую силу, выносливость и трудоспособность в условиях непростой жизни. Они стремятся к гиперактивности и быстроте выполнения задач.

Коррекция переизбытка энергии в меридиане лёгких

Сам пациент, скорее всего, не осознает, что выгорание достигло критической точки из-за размытых личностных границ. Он нуждается в помощи и руководстве, но это должно быть ненавязчивое руководство. Вначале желательно вывести его из стрессовой ситуации, возможно, даже через увольнение или разрыв отношений, чтобы создать паузу и изменить обстановку.

Затем следует заставить его задуматься о целях и мотивах своих действий, задавая вопросы и не отпуская, пока не будет получен ответ. Обычно он будет отвечать короткими односложными лозунгами и пытаться уйти от ответов, ссылаясь на «более важные вещи». Важно продолжать задавать вопросы, чтобы он понял их суть и смог ответить на них более осмысленно.

— Ну что за вопрос, для кого я это делаю? Конечно, для своей семьи…

— Когда вы в последний раз испытывал настоящую радость от семейного события?

— …на прошлый Новый год, наверное…

— Так для кого вы работаете?

Естественно, хорошо было бы проработать авторитеты и нездоровую динамику детства, переоценить заново индуцированные ему ценности, углубить их понимание. Психотерапевтически укрепить его самоконтроль: «Так думает ваш шеф? А вы сами что думаете?» и самостоятельность: «Он бы сделал так, а вы как бы сделали на его месте?» Ну, и, конечно, помогут простые радости жизни, будь то весёлая компания друзей в бане или творческий вечер в филармонии. Глобальное направление движения в терапии — ориентир на здоровый меридиан лёгких с его ценностями, установками и атмосферой, а также уход от суеты, несвободы мысли и действий.

Дифференциальная диагностика

В отличие от здорового меридиана толстой кишки, где трудолюбие также играет важную роль, в состоянии переполненного меридиана лёгких работа делается ради самого процесса, а не ради сотворения материальной реальности. И ещё, здесь наблюдается постоянная спешка. Здоровый меридиан толстой кишки работает с расстановкой, никогда не спешит, чётко взвешивая и ценя свои и чужие трудозатраты.

Меридиан лёгких

Недостаток энергии. Апатичный меланхолик

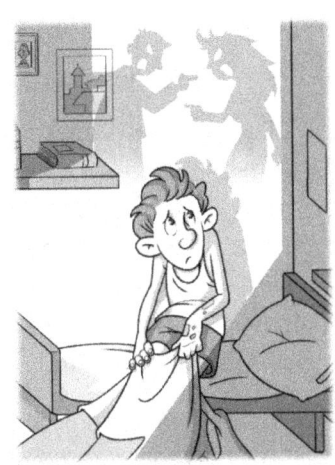

Замечательный советский мультфильм 1959 года «Приключения Буратино» прекрасно иллюстрирует различные состояния меридиана лёгких через персонажей Буратино, Мальвины и Пьеро. Задорный, жизнерадостный, креативный и любознательный Буратино. Перегруженная правилами, послушная, строгих нравов, серьёзная Мальвина. И несчастный, недолюбленный и страдающий Пьеро. Эти три персонажа как нельзя лучше отражают три возможных состояния меридиана лёгких.

Человек со слабым меридианом лёгких — это чувствительный, спокойный и постоянно грустный меланхолик. Его сложно разглядеть, он прячется от людей, и, как правило, его приводят на лечение, а не он сам приходит. Он излучает слабость и болезненность во всём теле. Плечи апатично опущены вперёд, руки холодные, энергия течёт вниз, как в водосток — вспомните длинные руки Пьеро. Субъективно пациент может описывать частое состояние озноба, как при простуде.

Если меридиан совсем ослаблен или давно обесточен, то пациент может даже прийти с психическим диагнозом: хронической депрессией, ипохондрией, астмой или даже в особо сложных случаях общим тревожным расстройством, зависимым расстройством личности, состоянием летаргии.

Образ ослабленного меридиана лёгких
Бледный, слабенький и простуженный пациент лежит в постели. Иногда он выглядывает в «свет», чтобы получить определённую порцию сочувствия и внимания. Такие «вылазки», как правило, длятся недолго, а затем он снова исчезает в своей спаленке до следующего раза. Выход в свет

обычно происходит неподалёку, например, в придворный магазин и на лишь короткое время.

Пациент описывает себя как интроверта, который предпочитает одиночество и тишину и не переносит шумных, активных людей. Однако важно не путать это состояние с поиском тишины для медитации, внутреннего успокоения и самопознания. Разница заключается в том, что пациент не может описать свои ощущения от тишины и спокойствия как положительные. Вместо этого становится очевидным, что он убегает от чего-то, а не стремится к чему-то.

Он вызывает у окружающих скорее жалость, но не на протяжении длительного контакта. Постепенно это чувство меняется на надоедливое «хватит, оставь меня в покое», причём имеется в виду эмоциональный покой, который каким-то волшебным образом исчезает при контакте с таким пациентом.

И хотя больной очень милый человек — эмпатичный, спокойный и гиперчувствительный, свету он не очень-то доверяет. Самое страшное для него — это публичные презентации. Лучше всего он хотел бы вообще не работать. Но не потому, что он ленив, а потому что контакт с людьми отнимает у него очень много сил, которых и так мало.

Какая психодинамика приводит к недостатку энергии в меридиане лёгких?

К слабости меридиана лёгких часто приводит недостаток любви и внимания в родительской семье. Особенно не хватает материнского тепла и терпеливой заботы. Этому ребёнку нужно больше уделять времени, ему не хватает тепла, он недополучает его от окружающей среды. Обычно это касается младших братьев и сестёр, которым не хватает психологического пространства в семье из-за уже имеющихся детей.

В большой семье также часто возникают всякого рода путаница и суматоха. Мало креативности и почти никакого чувства свободы. Рождается много болтовни и сплетен о других, подмена и перепутанность ролей, отсутствие саморефлексии в поведении, поверхностное отношение к миру и людям.

Ребёнок запутывается и не может отличить себя от окружающих. Ему становится слишком много эмоционального хаоса, и он замыкается, становится тихим, мало говорит — ведь какой в этом смысл, если всё равно тебя никто не слышит и не понимает. Психосоматика обычно приносит ребёнку некоторое дополнительное внимание и кратковременное облегчение, хотя и деструктивное, потому что других членов семьи это скорее подсознательно раздражает. Маме приходится обращаться к врачу со своим маленьким меланхоликом, а это значит, что другим братьям и сёстрам будет уделяться меньше внимания — это замкнутый круг.

Именно поэтому малыш никому не верит. Ведь он постоянно получает двойственные сигналы: «Ты наш слабенький, мы всегда рядом с тобой», «Перестань, как же меня это всё уже достало». Это ещё больше усиливает эмоциональное оцепенение и усложняет его саморефлексию. То есть его неверие в добрый мир рождается не от опасной паранойи, а от недоверия к добру и благосклонности мира.

Поскольку в семье отсутствует внутренняя гибкость, маленькому меланхолику, естественно, отводится «роль слабака», что в результате порождает само убеждение «я не смогу этого сделать» и, конечно, ослабляет собственную самооценку ещё больше.

Коррекция недостатка энергии в меридиане лёгких

Такому пациенту нужна нежная забота и чувствительная мама. Его надо укутать, обогреть душевным теплом и в буквальном смысле слова вкусно накормить, так как у этих пациентов, как правило, реальная потеря аппетита. При этом важно дать достаточное время на выздоровление и заботу — что на самом деле самая трудная задача. Выхаживать нужно медленно и терпеливо.

Психотерапевтически важно проработать запутанности семейных отношений, часто имеющих трансгенерационную историю. Пациенту необходимо отделиться от эмоционального хаоса. Он нуждается в ясности и в ваших интерпретациях, и вы можете смело взять эту роль на себя, пока пациент не сформирует собственную позицию по отношению к происходящему или к окружающим его людям. Далее следует проработать страхи перед будущим, их кажущуюся безнадёжность и неопределённость, постепенно заменяя эту картину на оптимистическую перспективу жизни.

В данном контексте арт-терапия оказывается весьма полезной, как зачаток креативного подхода к решению собственных проблем, а также постепенному вхождению в безопасное пространство создания своего будущего. С пациентом, который уже укрепился, важно поработать над страхом отторжения со стороны окружающих и ранимостью в отношении прошлых ситуаций, шаг за шагом возвращая его к реальности любящего, заботливого и жизнерадостного мира.

Резюме

Здоровый меридиан лёгких обладает высокой степенью индивидуализма и эстетическим восприятием мира, что позволяет ему постоянно находить новые способы взаимодействия с окружающей средой, миром и людьми.

Меридиан лёгких несёт с собой радость общения, инновационное мышление и восхищение красотой существования. Эти ценности основаны на важных мотивах человеческого существования, таких как любознательность и свобода.

Застой энергии в меридиане приводит к нарушению восприятия прекрасных аспектов жизни, которыми становится некогда наслаждаться. Естественное любопытство заменяется внешним контролем и нетерпеливой суетой.

При слабости меридиана человек теряет интерес к миру и вещам вокруг, его понимание становится поверхностным или вовсе подавленным, например, из-за чрезмерной критичности. Страх неприятия со стороны окружающих мешает ему верить в свои творческие способности для решения проблем. В обоих случаях расстройство происходит вследствие несвободы, когда человеком управляют другие.

Меридиан толстого кишечника

Норма, здоровое состояние. Хозяин-кулак

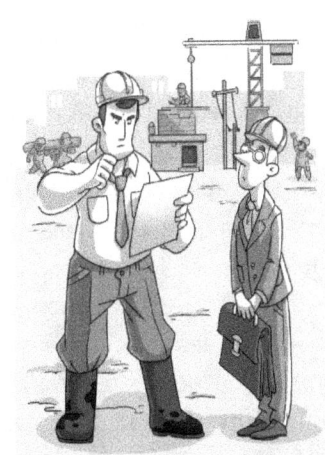

Здоровый меридиан толстой кишки управляет материальным и реалистичным восприятием мира. Его энергия придаёт стабильность и надёжность существованию. Человек с нормальным функционированием меридиана толстой кишки прочно стоит на земле и может показаться негибким, на первый взгляд. Он, как правило, ориентируется на консервативные ценности не из-за отсутствия гибкости мышления, а потому что стремится экономить силы и не изобретать велосипед заново. Кроме того, он легко отличает подделку от истинных ценностей и избегает необоснованных рисков и спекуляций.

Образ здорового меридиана толстой кишки

Будет ли он финансистом, владельцем бизнеса или промышленным магнатом, зависит от его судьбы. Однако все его достижения основаны на результатах его усердия, трудолюбия и серьёзного отношения к миру материальных вещей.

Он никогда не рискует необдуманно, вне зависимости от обещаний или соблазнов. Он не полагается ни на случайности, ни на других — только на себя. Это не в силу эгоизма или недоверия миру, а по причине высокой самостоятельности и глубокого чувства ответственности. Он гордится тем, что достиг всего своего самостоятельно. Он нетороплив и вдумчив в своих решениях, потому что несёт огромное чувство ответственности за них. Он не спекулянт и не будет высовывать нос из консервативного рынка, пока не убедится в его надёжности.

Его уверенность в себе базируется на адекватной самооценке. Самооценка строится на достигнутых успехах, шаг за шагом ведущих к стабильности. В замечательной комедии Эрнеста Любича «Ниночка» (1939 год) с Гретой Гарбо в главной роли есть сцена, когда хозяин, молодой аристократичный парижанин, спрашивает своего слугу, не хотел ли бы тот присоединиться к модному коммунистическому движению и поделить все материальные блага. На что старый слуга удивлённо отвечает, что как бы он верно и уважительно ни относился к своему хозяину, но идея взять и поделить с ним все накопленные за его жизнь сбережения представляется ему абсурдной и несправедливой. Человек со здоровым меридианом толстой кишки служит, а не прислуживает. Он легко акцептирует свою судьбу, потому что ценит свои и чужие достижения и разумно относится к реальности.

Движущей силой жизненных достижений при этом является материальная и социальная защищённость. Энергия этого меридиана помогает ставить перед собой адекватные задачи и радоваться их выполнению. Человек с нормой меридиана толстой кишки излучает спокойствие, его любят за честность, трудолюбие и ответственность. На него можно положиться, люди охотно имеют с ним дело. Он действует на них успокаивающе и умеет разумно решать возникающие конфликты. Он не обязательно хороший стратег, он скорее терпеливый и трудолюбивый исполнитель. Даже в богатстве и славе остаётся скромным, чем дополнительно заслуживает уважение своего окружения.

Какая психодинамика способствует поддержанию здорового течения энергии в меридиане толстой кишки?

Это типичное протестантское воспитание в лучшем смысле этого понятия. Воспитание основано на трудолюбии, скромности и экономии. Ребёнка учат различать результаты кратковременных удовольствий и плоды великих долгосрочных целей. Для достижения долгосрочных задач ребёнку понадобится терпеливость и настойчивость. Эти качества характера особенно поощряются и вознаграждаются родителями.

Особенно значимо в психодинамике меридиана толстой кишки мотивирующее отцовское воспитание. Родители, как правило, сами старательны и ответственны. Они всячески вселяют в ребёнка спокойствие и надежду на успех. Много времени уделяется совместной работе, протекающей в приятной неторопливой обстановке. Особо подчёркивается значение и ценность навыков ручного труда. Родители не боятся ставить ребёнку долгосрочные и сложные цели, поддерживая и направляя его решения. Ребёнок не боится отсроченного вознаграждения, он доверяет родителям.

Осуждается ленивая праздность, пустословие и безделье. Уважение к труду особо подчёркивается, при этом важно понимать, что это относится к любому виду деятельности, направленной на преобразование материального мира, а не к конкретному типу работы, месту трудоустройства или связанным с работой привилегиям. Отсюда вытекает уважение к трудящимся и принятие своей судьбы. Семья внушает ребёнку ценность трудолюбия, ответственности, важность материальных благ и личной собственности.

Кризисные ситуации резких социальных переворотов и несвоевременные, неподготовленные модернизации, включая и информационные, могут нарушить здоровый ток энергии меридиана толстой кишки.

Дифференциальная диагностика

На первый взгляд, есть параллели с переполненным меридианом лёгких, оба представителя много работают и любят это делать. Главное отличие от трудоголика переполненного меридиана лёгких заключается в том, что МТолК (норма) самоопределяется и проявляет собственную независимость. Здоровый меридиан толстой кишки работает для себя и для создания ощутимых благ, а не ради работы. Внешнее отличие для наблюдателя будет заключаться в том, как они работают: вдумчиво, планомерно, структурированно, размеривая свои силы, а не суетливо, внешне детерминировано и безгранично.

Меридиан толстого кишечника

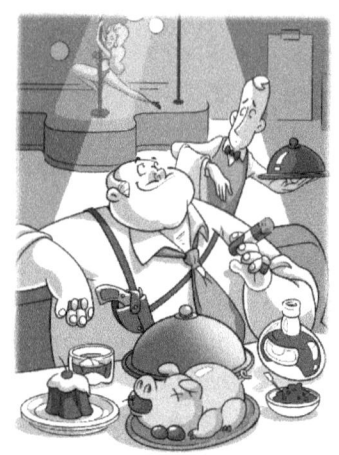

Переизбыток и застой энергии.
Криминальный авторитет.
Алчность

Переполненный меридиан толстой кишки ненасытен. Он постоянно ощущает чувство недостатка во всём и стремится заполнить себя всеми возможными способами, но обычно это приносит лишь кратковременное удовлетворение.

Внешне это может проявляться ожирением, раздутым животом, и в любом случае такой человек стремится демонстрировать свою важность и занимать много пространства. Даже если он активно занимается спортом, ему трудно сохранить фигуру в пределах нормы.

Образ переполненного меридиана толстой кишки

Это человек, которому всегда мало, причём любых раздражителей будет мало. Всё потребляется в больших количествах: потребление пищи до обжорства, эротика доводит до порнографии, желание иметь материальные блага — до криминала. Избыток этой энергии часто подталкивает человека к стремлению занять вершину социальной иерархии не из-за желания власти, а из похоти и желания переложить работу на других.

Когда он приходит к власти, его поведение обычно сопровождается полным игнорированием границ, правил и законов, вплоть до работорговли и проституции, и это всегда только ради наживы.

Переизбыток энергии всегда сопровождается силой и стремлением к достижению цели, и часто это приводит к успеху. Однако успех зависит от ограничений судьбы, и степень этого продвижения может быть разной. Это может быть человек, просто лежащий на диване и потребляющий всё, что ему подают, а может быть аристократический гедонист, философствующий об идеалах наслаждения в настоящем моменте. Это также может быть банкрот, потерявший деньги из-за неумения управлять финансами, или успешный, но коррумпированный политик. Независимо от их судьбы, их объединяет стремление к получению материальных благ и удовольствий в реальном мире.

В общении, когда меридиан толстой кишки переизбыточен, человек может проявляться как приятный, дружелюбный и чуткий собеседник. Он активно ищет тех, кто может быть ему полезен, поэтому у него много друзей и приятелей, которые поддерживают его. Однако когда возникает выбор между дружбой и любовью, желание получения выгоды может преобладать над удержанием внутричеловеческих связей.

Он, как правило, окружает себя людьми, которые либо не способны противостоять его идеям, либо разделяют его взгляды на жизнь, либо просто не обладают достаточным уровнем интеллекта. Этот факт его нисколько не смущает, поскольку его конечная цель — не создание эффективно функционирующей команды, а формирование группы, которая будет работать на его личную выгоду. Он не умеет трудиться, а желание удовлетворить свои потребности вынуждает его эксплуатировать других.

Обходиться с материальными вещами и деньгами он не умеет, деньги утекают из-под пальцев. Даже если ему удаётся сколотить солидное состояние, потомкам он всё равно ничего не оставит. Его цель не созидание капитала, но пользование и сиюминутное наслаждение своим капиталом.

Какая психодинамика приводит к переизбытку энергии в меридиане толстой кишки?

Переизбыток энергии в меридиане толстой кишки часто связывается с затянутой оральной фазой развития. Оральная фаза развития относится к первым годам жизни, когда ребёнок ещё не отделён от матери и переживает процесс кормления омнипотентно, то есть с неосознаваемым чувством безграничности собственных возможностей. Другим сопутствующим фактором является отсутствие дисциплины и структуры, что часто происходит из-за растяжения оральной фазы на последующую фазу развития. В этой следующей фазе ребёнок должен активно исследовать мир, отделиться от матери и освоить правила этого нового для него мира.

Да, вы правильно подметили. Переизбыток материальных благ, предоставляемых ребёнку миром, может иметь различные причины. Например, это может быть вызвано страхом матери потерять свою значимость или стать ненужной для ребёнка, что заставляет её избыточно уделять ему внимание и заботу. Также это может быть связано с недостатком в семье материальных ресурсов в прошлом, когда голод и нищета были реальными проблемами. Даже когда экзистенциальная опасность уже миновала, значение материальных благ может быть преувеличено и раздуто из-за этих переживаний.

Найдутся причины в семье, почему мир дает ребёнку материальных благ больше, чем тот может переварить, и при этом ничего не требуя взамен. Например, страх мамы стать ненужной, перестать быть для малыша всем, или затянуть свою значимость в ущерб включённости отца может привести к этому. Это может быть связано также с неудовлетворёнными потребностями и стремлениями семьи в прошлом, когда они испытывали голод или нищету, и теперь стараются обеспечить ребёнка всем необходимым. Более того, культурные факторы и общественные нормы могут поддерживать и усиливать эту тенденцию, придавая высокое значение материальному благополучию.

Избыточная материальная мотивация часто является средством компенсации комплекса неполноценности у родителей. Поэтому эта проблема часто сопровождается нарциссизмом, который они пытаются преодолеть, используя материальные блага для поднятия своего самооценки. Это объясняет, почему у людей с избыточной энергией в меридиане толстой кишки может быть завышенная и неадекватная самооценка и безграничная уверенность в себе. Вместо того чтобы развивать дисциплину и помогать в саморазвитии ребёнок получает избыточные вознаграждения в качестве компенсации за своё чувство собственного достоинства.

Уверенность в себе не основывается на личной деятельности или достижениях, а, скорее, на ожиданиях о том, «сколько я получу». Таким образом, идея «я есть» постепенно замещается идеей «у меня есть». В результате возникает зависть и неспособность эффективно с ней справляться.

Конкурентность заменяется ривалитетом. Слово «ривалитет» означает «не утоляющий жажды» и происходит из древнеегипетской культуры. «Рива» переводится как «река». Русло реки можно направить только в одном направлении; если кто-то направит воду на свой участок, земля соседа засохнет. Когда люди конкурируют, они меряются силами, соперничая за результат. Когда люди ривалируют, они хотят уничтожить соперника, чтобы забрать результат себе, чтобы поле соседа высохло. Перегрузка меридиана толстой кишки решает конфликты ривалитетом. Такой человек избегает контактов с умными, сильными и влиятельными людьми, потому что заранее знает, что не сможет выдержать конкуренцию.

Переполненный меридиан толстой кишки может приводить к психическим расстройствам, таким как адипозитас, булемия, а также различным видам психических зависимостей. Такие пациенты обычно не обращаются к психологам, так как чувствуют себя вполне удовлетворёнными. Они обращаются за помощью лишь тогда, когда психические проблемы становятся нестерпимыми. Однако коррекция меридиана только с помощью психотерапевтических методов может оказаться непростой задачей.

Лучшим вариантом будет стационарное лечение с возможностью поддерживать дисциплину постоянно, где пациенту окажет помощь целый коллектив медицинского персонала. В таком случае программа лечения будет включать эрготерапию, трудотерапию, физические упражнения, и строгий режим дня будет строго соблюдаться. Пациент, возможно, будет жаловаться на аскезу, чрезмерные нагрузки и плохое питание. В психотерапии необходимо работать над укреплением самооценки, что может показаться парадоксальным, учитывая, что она и так завышена. Однако речь здесь не о её увеличении, а об адекватном восприятии и поддержке пациента в его фрустрации, связанной с несоответствием индуцированной ему самооценки. Поэтому психотерапия в группе для таких пациентов будет более интенсивной. По аналогичному принципу работают с зависимостями: ищут их биографическую причину, выясняют, что именно компенсирует зависимость, и помогают пациенту пережить фрустрацию, связанную с самоожиданиями, постепенно заменяя патологические убеждения нормой здорового меридиана.

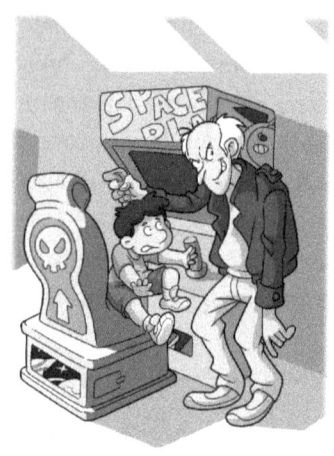

Меридиан толстого кишечника

Нехватка энергии. Мелкая шавка

Пациент с дефицитом энергии в меридиане толстой кишки может казаться подвижным и лёгким, его жестикуляция слегка разболтана, колени полусогнуты, чувствуется некая развязность во всем теле. По субъективным ощущениям и наблюдениям, энергия акцентируется сзади в районе бедер. При сильном дефиците он может шаркать ногами по земле и ходить, будто испытывает дискомфорт.

Образ недостатка энергии в меридиане толстой кишки

Этот человек выглядит обычно самодовольным и расслабленным, живущим настоящим моментом, без планов и перспектив на будущее. После взаимодействия с ним у многих остаются негативные впечатления, подобные мыслям типа: «вообще-то, он на всех плюёт с высокой колокольни, и на нас в частности». Такое отношение редко приятно для окружающих.

Нехватка энергии в меридиане толстой кишки обычно приводит к безответственному и ненадежному поведению. Такой человек живет беззаботно, демонстрирует вседозволенность и не признаёт авторитетов. Его трудно упрекнуть в чем-либо, поскольку он удовлетворяется малым. Лучше избегать обращения с просьбами к такому человеку, поскольку он, скорее всего, отнесётся к ним равнодушно и индуцирует чувство, что вы навязываетесь, а «он вам ничего не должен». Ему самому, действительно, не требуется много, и он не хочет зависеть от кого-либо для удовлетворения своих желаний.

Нехватка энергии в меридиане толстой кишки часто характеризует «профессионального безработного». Такой человек склонен искать возможности для быстрой наживы без особого напряжения. Он предпочитает проводить время в посиделках, безделье, и игры становятся его основным занятием. Именно в таких местах, как казино и игорные дома, он находит утешение. Социальные нормы для него не имеют значения, и иногда это может привести к мелким правонарушениям и даже преступлениям. Однако его энергетический недостаток и низкая способность к действиям в группе ограничивают его роли в криминальном мире до низших постов. Несмотря на это, его непредсказуемость делает его совершенно неконтролируемым, и из-за этого с ним приходится считаться.

Деньги утекают сквозь пальцы, сколько бы он ни получал, он не способен их удержать, и, честно говоря, даже не стремится к этому. По его мнению, экономия и накопление денег — признак идиотизма обывателей. Нехватка энергии в меридиане толстой кишки активно подчёркивает свою независимость, и он делает это из глубокого страха перед тем, чтобы защитить себя от контроля. На самом деле, он испытывает панический страх перед авторитетами и власть имущими.

Какая динамика приводит к такой патологии меридиана?

Да, чаще всего это дети, которых можно назвать беспризорниками, хотя не обязательно в прямом смысле этого слова. Речь идёт о тотальном пренебрежении ребёнком, отсутствии заботы, нестабильности существования, недостаточном питании и оставлении без присмотра. Причины такого безответственного поведения могут различаться от семьи к семье, также как и социальный статус родителей, но, конечно, такие случаи чаще встречаются в социально неблагополучной среде общества.

Наркотики и алкоголизм часто становятся его спутниками, главным образом, помогая ему устанавливать контакты с другими молодыми людьми. Уже в младшем школьном возрасте его обычно исключают из конструктивных групп, а заботливые родители стараются оградить своих детей от дружбы с ним. Педагоги описывают его как нахального, а родители считают неуправляемым. На улице он обретает псевдосвободу и вседозволенность, учится самостоятельно заботиться о себе, но не надеется на многое и довольствуется сиюминутным.

Часто педагоги и службы опеки склонны уделять больше внимания моральному и нравственному воспитанию, игнорируя материальные аспекты. Иногда эти вопросы становятся актуальными только тогда, когда уже слишком поздно, и подросток вынужден зарабатывать самостоятельно на улице, потому что детский дом или службы опеки не могут обеспечить его должным образом. Материальная депривация (сокращение либо полное лишение возможности удовлетворять основные потребности — *прим. авт.*) может быть первичной причиной дефицита энергии в меридиане толстой кишки. Это может усилить у ребёнка глобальное недоверие к миру и серьёзно нарушить его чувство привязанности. Вместо того чтобы сосредотачиваться исключительно на моральном воспитании, воспитатели должны также учитывать материальные потребности ребёнка. Это включает в себя обеспечение его едой, одеждой — словом, всем необходимым для нормального существования, а также регулярное и стабильное предоставление этого обеспечения.

Следующий фактор в развитии психодинамики такой патологии — это немотивированность труда. Когда усилия, прилагаемые ребёнком в его трудовой деятельности, не находят должного признания в воспитании, не учитываются или ассоциируются с негативными ожиданиями. Например, когда плоды его труда отбираются, не ценятся или даже порицаются, это может создать у ребёнка ассоциации труда с отрицательными эмоциями и лишить его мотивации.

Следствием нехватки энергии в меридиане толстой кишки могут стать алкогольная и наркотическая зависимость, азартные игры. В особо сильном дефиците — шизоидное расстройство и агрессивно-негативистское расстройство личности.

Коррекция патологии нехватки энергии в меридиане толстой кишки обычно проходит не так сложно, как в случае переизбытка энергии в этом меридиане. Она часто осложняется из-за чувства беспомощности, которое испытывают педагоги. Однако если педагоги и терапевты осозна́ют, что это не их беспомощность, а *проекция* беспомощности и недоверия самого пациента, это будет значительно способствовать прогрессу лечения.

В процессе коррекции важно обеспечить стабильность и безопасность окружающей среды, поддерживать режим дня и соблюдать дисциплину. Необходимо также проанализировать воспоминания о материальной депривации, снять стыд и уменьшить чувство беспомощности. Затем следует скорректировать ложные представления о безнадёжности усилий и принять реальную перспективу движения к материально обеспеченному будущему.

Резюме

Деньги, материальное благополучие и собственность являются важнейшими жизненными мотиваторами меридиана толстой кишки. Речь идёт о контакте с материальным миром, желании, и возможности этим материальным миром управлять. В основе здоровья этого меридиана лежат устои трудолюбия и практическое творчество по преобразованию материального мира.

Депривация и разбалованность в детстве могут вести к нарушениям и патологиям меридиана толстой кишки. Депривация материального обеспечения ведёт к слабости меридиана, а неадекватная разбалованность к переизбытку энергии. Так как общество регламентирует наказания, как правило, за проступки в материальном мире (гораздо реже в эмоциональном или духовном), то и дисгармония этого меридиана сопровождается чаще криминальной деятельностью. Это абсолютно не значит, что нарушения этого меридиана самые опасные для общества — они скорее наиболее заметны для общества.

Надо понимать, что аморальность в патологии меридиана толстой кишки базируется на желании иметь и на недоверии к остальному миру. В криминальном мире есть чёткое разделение на тех, кто ворует, и тех, кто убивает; в основе этих преступлений лежит разная человеческая мотивация.

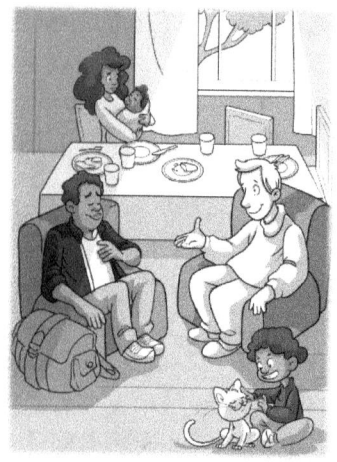

Меридиан желудка

Норма, здоровое состояние.
Гостеприимный хозяин.
Альтруист

По ощущениям энергия этого меридиана акцентирована в области желудка, слегка поднимается вверх к диафрагме, что похоже на топологию акупунктуры. Но здесь, дорогой читатель, мы впервые в нашей книге сталкиваемся с таким феноменом, что энергия значительно выходит за границы физического тела. Энергия этого меридиана имеет тенденцию быть направленной наружу и слегка вверх, как бы излучаясь вовне. Человек здорового меридиана желудка слегка «не в себе». Это действительно так, потому что он на самом деле «не в себе, он в вас» и в окружающем мире.

Рядом с человеком здорового меридиана желудка, вас просто обволакивает облако спокойствия. Это энергия добра, всеприятия, толерантности и демократичности. Все люди братья, все равны от природы, независимо от рождения, положения.

Образ здорового меридиана желудка

Комната с потрескивающим камином, наполняющим помещение уютом, теплом домашнего очага. На столе скромный ужин, собранный с заботой и состоящий из нескольких блюд. Хозяин не принадлежит к сторонникам сыроядения, для него важно наслаждаться вкусом еды. Он предпочитает разнообразные, питательные блюда, тщательно приготовленные, чтобы соответствовать его вкусовым предпочтениям. Еда не должна быть слишком сырой, плотной или жирной, но, безусловно, должна быть приготовлена на огне — мы же люди. После ужина все растягиваются в креслах, наслаждаясь уютом и спокойствием.

Внимательный хозяин, добрый и отзывчивый, благодарю Бога за таких людей на этой земле. Он внимательно выслушивает путников с дороги, проявляя восприимчивость и деликатность, слушая заинтересованно и не упуская ни единого слова. Его особый стиль слушания вызывает удивление, это действительно нечто необычное. Хозяин не даёт советов, не перебивает и не переспрашивает, но при этом он — само внимание. Рядом с ним возникает ощущение полной защищённости, уверенности в том, что не может случиться ничего плохого.

Рассказчик поражается тому, как вдруг ему удалось открыться незнакомцу и рассказать все свои самые сокровенные тайны. Он чувствует, что хозяин не будет распространять информацию дальше, не будет приукрашивать и не перескажет услышанное своей жене или соседу. У него слишком добрые глаза и мудрые морщины на лице. Это не тот, кто любит болтать пустяки или распространять сплетни. Ему можно полностью доверять.

Хозяин заботится не только о том, чтобы накормить и согреть тело, но и о том, чтобы утешить душу. Он похож на пастора, но пастор обычно уверен в том, как устроен весь мир, что должно быть и что не должно. В то время как Хозяин не претендует на такое глубокое знание и на правоту во всём и всегда, хотя чувствуется, что именно он обладает этой мудростью. Он не осуждает, не обманывает и не стремится учить других.

Такое ощущение, будто, когда начинается разговор о несправедливости, жадности или насилии, он словно стирает это ластиком. Вы почему-то сами не желаете продолжать разговор на эти темы, мягко переключаетесь на что-то другое. Интересно, как ему это удаётся? А, возможно, дело в том, что он не поддерживает осуждения, не воспринимает ваш гнев. И чувство вины для него просто не существует… Он в обездоленных, а не в обидчике, в нуждающемся, а не в его обобравшем. Он скорее в защите, чем в обороне… Никогда прежде я не встречал такого собеседника. Поговорив с такими людьми, ты учишься у них, не получая советов напрямую. Ты учишься на том, что сам же только что и рассказал, без прикрас, без обмана, а, рассказывая, всё и проанализировал. Большое спасибо ему за то, что выслушал.

Играет классическая музыка, камерный концерт, ранее неизвестный путнику. «Да, этому дому подходит именно оркестр», — думает он, восхищаясь множеством нюансов и тонов, чистым звуком, лишённым фальши. Умиротворенный уют и дружеская атмосфера дома обволакивают его, в точности так же, как сам Хозяин. Путник ощущает теперь стремление узнать больше о Хозяине.

Ранее Хозяин дома работал врачом и много видел за свою жизнь. Принимал участие в деятельности организации «Врачи без границ». Он любит людей, и люди любят его. «А как насчёт злых людей? Ведь такие тоже бывают?» — спрашивает путник. «Конечно, есть и такие, — он слегка кивает головой и вздыхает. — Бедность, насилие, войны и несправедливость делают людей злыми. На земле есть и хорошие, и плохие... но любовь — вот что нужно человеку. Если нести в мир добро, то и мир откликнется тем же. Никого нельзя осуждать, мы все люди, и у каждого своя судьба», — говорит он. Путник думает, что слова из Библии «подставь другую щеку» относятся именно к таким людям. Ему кажется, что Хозяин абсолютно непредвзят, будто у него нет никаких предубеждений, будто он никогда о них и не слышал.

В какой психодинамике развивается меридиан желудка гармонично?

Здоровый меридиан желудка развивается гармонично в психодинамике семей с высокой социальной мотивацией и активностью в общественной жизни. В таких семьях ценятся терпимость, равенство и братство, которые становятся непреложными ценностями, усвоенными с самого детства.

В таких семьях всегда был полон дом гостей. Они дружили с людьми разных кругов. Родители давали ребёнку возможность самому выбирать друзей, и он общался с разными ребятишками, не обращая внимания на социальное положение. Внимание акцентировалось на хороших и добрых поступках людей, а недостатки нивелировались, ошибки прощались. Рядом с такими родителями не хочется делать ошибок, а хочется соответствовать и получать эту бесконечную, безусловную любовь. Наказание в этой семье — это всего лишь грустное покачивание головой.

Родители сами часто помогали тем, кто был слаб и обездолен. Они никогда не осуждали, не сплетничали и не анализировали, кто прав, а кто виноват. В этой семье важно было задать вопросы: «как помочь? что сделать?», а не «как ты в такую ситуацию попал?». Дети были накормлены как эмоционально, так и физически. Но это не означало чрезмерную опеку или разбалованность — в этой семье понимают, что мир нуждается в доброте, иначе нарушится гармония.

Энергии в этой семье хватает на множество свершений, потому что они чутко относятся не только к другим, но и к себе. Сила этой семьи заключается в их высокой эмоциональной интеллигентности. Гиперчувствительность и высокая эмпатия направлены не только на внешний мир, но и на себя: когда кто-то устал, ему нужно отдохнуть; когда возмущён — помогают успокоиться; когда произошла утрата — вместе поплачут; если кого-то обидели — учат прощать. Поэтому в этой семье мало кто устаёт или перегружен, ребёнок уже с детства чётко понимает границы своих возможностей и не стремится к недостижимым целям.

И ещё одна отличительная черта эмоционального интеллекта этой семьи — это искреннее игнорирование негатива. Ребёнка сознательно учат не включаться в негативные реакции. Уже с самого раннего возраста детям объясняют, как правильно и быстро успокаивать свои деструктивные эмоции. Например, научают останавливать свой гнев ещё на стадии возмущения, отрицания или отторжения. Таким образом, агрессия не развивается, поскольку ребёнок может выразить свои чувства, сказав: «я возмущен тем-то... я не хочу... я не согласен».

И поскольку эти детки очень хорошо умеют управлять своими и чужими эмоциями, они никогда не становятся жертвами моббинга (психологического насилия над отдельным человеком со стороны группы — *прим. авт.*), неприятия или ненависти. Например, если в новой школе кто-то назовёт его «очкариком», такой ребёнок просто улыбнётся и ответит: «Да, у меня минус один диоптрий». У него даже не возникнет мысли, что кто-то дразнит или нападает на него. Нападающий после такой «проверки на вшивость новичка», скорее всего, запишет его в друзья.

Итак, правильные эмоциональные реакции в семье укрепляются далее в коллективах и группах, входят в привычку, становясь частью личности.

Игнорирование негатива не означает согласия с ним или бездействия по отношению к несправедливости. Просто активность направлена на конструктивные действия, а не против кого-то.

Активное выступление против чего-либо требует значительных затрат энергии, и меридиан желудка бережно обращается с этой энергией, избегая её расточительного использования в пустоту.

Дифференциальная диагностика здоровых меридианов лёгких и желудка включает анализ их мотивации, несмотря на сходство в использовании лозунгов о толерантности и демократичности. В здоровом меридиане лёгких, толерантность означает принятие различных мнений и свободу мысли, поддерживая индивидуальное проявление.

С другой стороны, в меридиане желудка толерантность и демократичность интерпретируются как проявление братства и равенства, где важно любить и принимать всех, независимо от их характера и внешности. Таким образом, мотивация этих понятий в меридианах лёгких и желудка имеет некоторые различия, отражающие специфику их функций и восприятия социальных отношений.

Здоровый меридиан желудка понимает демократичность и толерантность как основные принципы братства и равенства. Ему не важны внешние качества, такие как эстетика или новизна; он способен любить как мудрых, так и глупых, как благородных, так и безобразных, все равны в его глазах. Дружелюбие меридиана лёгких основано на уважении к коммуникации и значимости социального взаимодействия. В то время как дружелюбие меридиана желудка исходит из общей любви к человечеству, рассматривая каждого человека как неразрывную часть социальной общности.

Меридиан желудка

Переполненность, застой энергии.
Наказывающая строгость.
Строгая воспитательница

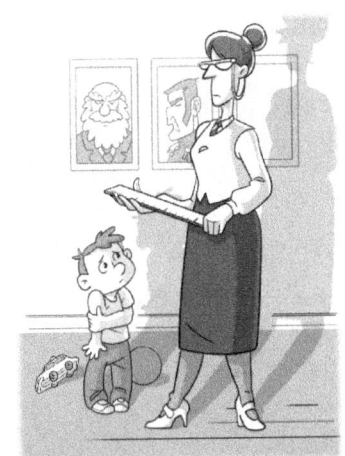

Живот этого пациента напряжён и втянут — он находится в позе «я собрался». Мышцы в области живота и груди перенапряжены, что приводит к зажимам диафрагмы. Внимание направлено вовне, но оно не будет мягким и наблюдательным, как у здорового меридиана, а скорее находится в состоянии повышенной бдительности и напряженности; «угроза может прийти отовсюду», в режиме параноидальной бдительности. При длительном контакте с пациентом вы можете почувствовать холодную отстранённость, лёгкое беспокойство и заметить, что становитесь критичным.

Образ застоя энергии в меридиане желудка

Этот образ лучше всего описать через аллегорию злобной и желчной воспитательницы из монастырского детдома, старой девы, сухой и нервной. За провинность она лишает детей обеда, бьёт линейкой по пальцам, а также может отправить их на горох или заставить стоять на холоде без одежды.

Её лицо всегда напряжено и малоподвижно; острый взгляд выискивает провинившихся. Когда находит их, лицо на мгновение смягчается — это подтверждение её правоты: «Так и знала! Чего же ожидать от этих байстрюков? Никакого доверия к миру, поэтому расслабляться нельзя. Зло — оно везде вокруг, и нужно быть начеку, активно его искоренять». Только наказание и постоянный контроль сделают из её воспитанников настоящих людей. Мир опасен, надо подготовить их к настоящей жизни.

Хронический застой меридиана желудка может привести к психологии сектантства в различных его проявлениях. Люди с перегрузкой этого меридиана могут выдумывать бесконечные аскетические диеты и настаивать на том, что это для всеобщего блага. Однако на самом деле они втайне стремятся доказать, что только их взгляды верны, и если вы их предписаниям не следуете, то, по их мнению, лучше, «чтоб вы сдохли».

Какая психодинамика приводит к переизбытку энергии меридиана желудка?

В семьях, нарушающих здоровый ток меридиана желудка, родители верят в наказание как в эффективную форму воспитательного процесса. Здесь царит строгость и эмоциональная неразвитость и жестокость. Психодинамика патологии этого меридиана очень хорошо представлена в фильме Михаэля Ханеке «Белая лента» (2009 г.). Очень рекомендую вам этот фильм посмотреть, чтоб почувствовать энергетику на примере талантливо развитого художественного образа.

Философия этой семьи базируется на убеждении, что человек по своей природе злой и его необходимо воспитывать. Они верят, что мир жесток и опасен, и детей нужно готовить к столкновению с этими опасностями, иначе они не смогут выжить или успешно преодолеть жизненные испытания. Поэтому строгость, запреты и ограничения желаний считаются средствами воспитания настоящей и полноценной личности.

Понимание мира как опасного места может объясняться по-разному. Например, могут видеть в нём признаки засилья невежества, разложения общества из-за плотских удовольствий, угрозы для экологии или опасность захвата мира сильными экономическими кланами и т.п. Идеи о мире как о потенциально опасном месте могут быть формированы в зависимости от конкретных обстоятельств и убеждений, присущих данной семье или их культурной среде.

Вера в собственную правоту и непоколебимость авторитета родителя являются следующим ключевыми компонентом, ведущим к застою меридиана желудка. Избыток энергии в меридиане может действительно обеспечивать родителя дополнительной силой и уверенностью в собственных действиях и убеждениях. Эта энергия может стимулировать родителя действовать на основе своих принципов и идеалов с уверенностью и решимостью.

Для ребёнка, который подвергается влиянию такого родителя, отказаться от этой динамики перегруза меридиана может быть сложным. Это связано с тем, что такой родитель может представляться более влиятельным и авторитетным, а его действия и убеждения могут казаться более привлекательными и убедительными. В таких случаях детям может не хватать сил и уверенности отвергнуть установленный порядок вещей или попытаться изменить его.

Добрые люди и их поступки скорее игнорируются, не замечаются — ведь они разрушают внутренние ценности авторитета. А для этого нужна перетряска мировоззрения, на что перегруженный меридиан не готов, так как недостаточно гибок и не толерантен. Только он знает, как правильно, остальные верят в чепуху.

На самом деле не хватает эмпатии и широты эмоционального восприятия. С интеллектом и практичными навыками в этой семье может быть всё в порядке. Но эмоциональность очень ограничена и дефицитарна, она сильно упрощается, примитивизируется и даже игнорируется вообще. События рассматриваются с точки зрения оценочной, что запутывает ребёнка ещё больше, так как подменяет собой глубину понимания. То есть оценочная позиция претендует на глубину истинного знания. А эмоциональная, эмпатичная компонента человеческого поступка перепрыгивается или активно игнорируется. Переполненному меридиану не важно, что чувствует человек, и каковы были его мотивы. Важно, что он сделал. И то, что он сделал, строго оценивается по субъективной шкале ценности.

Перегрузка меридиана желудка часто приводит к психосоматическим заболеваниям. У пациента нет доступа к своим эмоциям, но тело он может чувствовать довольно хорошо, поэтому вытесненная эмоция легко проявляется в физическом теле. Сильный застой может приводить к анорексии, параноидальному расстройству личности и некоторым формам эпилепсии.

Коррекцию лучше начинать с воздействия на физическое тело. Надо расслабить спазмы и снять напряжение в животе, расширить грудную клетку и освободить диафрагму. Подойдут глубокие расслабляющие массажи, акупунктура и акупрессура. Особенно эффективна здесь дыхательная терапия и ароматерапия, которые помогут вызвать эмоциональные ассоциативные ряды и проникнуть в слои психики, лежащие глубже коры головного мозга.

Когда пациент сможет вздохнуть поглубже, можно начинать расширять его мировосприятие. Поначалу ему предоставляется возможность использовать свои эмоциональные функции: распознавание, дифференциация и вербализация эмоциональных состояний, сначала собственных, а затем эмоций окружающих его людей.

Постепенно следует расширять спектр оценочных категорий на примере анализа одних и тех же событий с разных перспектив восприятия. Постепенно нужно отводить от строгости его предубеждений и помещать в эмоционально комфортную среду терапии, где допускаются ошибки, где присутствует безусловная любовь и всеприятие. Не стоит бояться перегнуть палку, так как пациент строг не только к окружающему миру, но и к себе — ему не грозит разбалованность и эгоцентризм из-за чрезмерно строгого суперэго.

Постепенно следует расширять спектр оценочных категорий, используя анализ одних и тех же событий с разных перспектив восприятия. Необходимо постепенно отводить пациента от строгости его предубеждений и помещать его в эмоционально комфортную терапевтическую среду, где допускаются ошибки, где присутствуют безусловная любовь и всеприятие.

Меридиан желудка

Нехватка энергии. Пугливый зайчик-трусишка

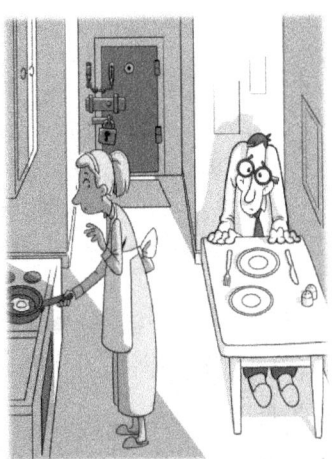

Пациент со слабым меридианом желудка выглядит незаметным, с ручками по бокам и телом, будто зажатым в тиски, сдавленным, но при этом ноги находятся в позиции готовности. Его поза выражает стремление спрятаться, сделать себя незаметным. Голос звучит на октаву выше, чем можно было бы ожидать по его внешности, а по данным картотеки он старше, чем кажется на первый взгляд. Пациент испытывает беспокойный страх, вызывает чувство жалости и желание о нём позаботиться. У него жалобы на хроническую усталость, которая может походить на ипохондрию из-за постоянно меняющегося характера симптомов.

Образ слабого меридиана желудка

Маленькая квартирка, наполненная полумраком и спёртым воздухом. Дверь надёжно заперта на ключ и ещё обязательно на цепочку. Скромный архивист, сидя за ужином с женой, делится новостью: ему предложили повышение до начальника отдела по выслуге лет. Но он, конечно, отказался, утверждая, что дополнительная ответственность принесёт лишь избыточный стресс. Он убеждён, что руководить другими — это излишнее бремя. «Наше дело маленькое». Жена лишь соглашается с его решением, покачивая головой с пониманием.

Она гордится своим мужем, но соглашается с его решением. По её мнению, лучше иметь что-то надёжное и стабильное, чем стремиться к недоступному. Они оба привыкли к скромной жизни и не стремятся к роскоши. Работая в лаборатории на протяжении многих лет, она хорошо знает, какой стресс испытывают её начальники, и предпочитает избегать таких обязанностей. Она благодарна за то, что имеет. Меньше знаешь — лучше спишь.

Она рассказывает ему, в свою очередь, о том, что соседи оставили сегодня входную дверь в доме открытой. Она вежливо попросила их закрыть дверь, но они, по её словам, просто проигнорировали её слова, как будто пропустив мимо ушей. Она выражает беспокойство, мало ли, что может случиться. Ведь кто угодно мог бы так просто зайти во двор или подъезд. Муж понимающе кивает головой в знак поддержки. Оба считают, что их соседи ведут себя странно.

Наши герои друг друга хорошо понимают. Познакомились они давно, через его тётку. Если бы он её раньше встретил, может, у них и были бы совместные дети. А теперь уже, конечно, поздно. Да и дети — большая ответственность. Они, как зайчики, прижались к друг другу. Пока один наблюдает, другой может быстренько пожарить яичницу. Алкоголь они не употребляют — это потеря контроля, много бед из-за этого в мире случилось. Вместе не так уж страшно, можно противостоять невзгодам — она понимает его и поддерживает, хорошая и добрая женщина.

У них в доме редко играет музыка, они любят слушать тишину. Их еда скромна, как и всё в их жизни. За модой они не гонятся, носят то, что другие давно уже выбросили из гардероба как вышедшее из моды. Однажды молодая лаборантка заметила, что такие каблуки уже не в тренде... а коллега напротив улыбнулся и сказал: «Немного мужества, моя милая, скоро это снова войдёт в моду».

Какая психодинамика способствует слабости меридиана желудка?

Семья, живущая по принципу «лучше не высовываться», и вправду держит себя в тени. Всё в их доме и жизни должно быть скромно, даже если есть доход. Не из аскезы, а потому что вычурность и благосостояние могут привлечь нежелательное внимание и зависть, что может быть небезопасно. Несмелые нарциссические попытки ребёнка выделиться немедленно пресекаются и подвергаются насмешкам: «Куда это ты вырядился? Зачем тебе это нужно?» Ребёнок постепенно привыкает к мысли, что ему ничего не нужно. Родители стремятся прожить жизнь по принципу «незаметно проскользнуть, не оставив следа». В целом, по их мнению, мир не так уж и плох, но есть злые люди, и с ними нужно быть начеку. Ведь никогда не знаешь, что может произойти сегодня.

Родители не дают ребёнку чувство безопасности. Из своих наблюдений он понимает, что родители и сами себя толком не могут защитить. Их способ защиты — избегание. Ребёнок старается заранее сигнализировать сверстникам: «Меня не кантовать, я слабенький и беззащитный», подсознательно ища таким образом защиту. И, надо сказать, часто это срабатывает — он находит её. Но иногда ему не везёт. Группа с деструктивной динамикой может решить, что этот робкий новичок — потенциальная жертва для моббинга. Террор в его жизни происходит эпизодически, а не постоянно. Период подросткового возраста проходит, как правило, незаметно, без ярких воспоминаний. Когда другие крутили вечерами романы, он в лучшем случае решался быстренько прошмыгнуть в сумерках парка.

Что может привести к дефициту энергии в меридиане желудка?

Дефицит энергии в меридиане желудка может быть вызван различными факторами, включая эмоциональное и социальное насилие. Примерами такого насилия могут быть моббинг, оккупация, насильственная эмиграция, дедовщина или нищета. Важно отметить, что эти формы насилия могут вызывать психологические травмы не только у непосредственных жертв, но и у их потомков, что называется трансгенерационными травмами. Как следствие, у потомков может наблюдаться замороженность чувственных реакций, дефицит эмоциональности и эмпатии. Это может запускать замкнутый круг негативных эмоций, таких как нелюбовь и незащищенность, создавая дальнейшие трудности в эмоциональной и социальной адаптации.

Часто пациенты с патологиями меридиана желудка приходят с сопутствующими диагнозами ипохондрии, генерализованного тревожного расстройства, депрессиями или синдромом хронической усталости.

Коррекцию хорошо проводить в долгосрочных конструктивно работающих терапевтических группах. Основной уклон в терапии направлен на развитие и повышение самооценки, а также проработку комплекса неполноценности. Выявляем травму семьи, прослеживаем сознательную связь между травмой и потерей самооценки. Затем прорабатываем и переосмысливаем заново значение детских травмирующих ситуаций неприятия, страха и стыда. Предоставляем пациенту наше эмпатичное отношение к этим ситуациям и совместно ищем другие интерпретации случившегося. Самоубеждение, к которому нужно прийти, — это «я могу быть сильным и дееспособным». Пациенту важно иметь чувство защищённости, стабильности и активности.

Обратите внимание на *дифференциальную* диагностику между слабостью меридиана желудка и слабостью меридиана лёгких. На первый взгляд, эти пациенты могут казаться одинаковыми. Слабый меридиан желудка проявляет заботу о своём здоровье: посещает врачей, соблюдает гигиенические меры, использует медицинские препараты, носит повязочку и моет ручки. Его внешний вид может обманчиво намекать на болезненное состояние, но на самом деле он не так физически слаб, как кажется. Эта патология проявляется скорее социально, чем физически. В отличие от этого, пациенты со слабым меридианом лёгких чаще реально неспособны выползти из кровати и редко сами обращаются к врачам. Они склонны избегать общения с людьми, но это обусловлено скорее депрессивным состоянием из-за перегруза эмоциональности контекста, чем пугливостью, характерной для слабого меридиана желудка.

Резюме

Основная ценность здорового меридиана желудка заключается в заботе о человеке. Его основные принципы — равенство, демократичность, всеприятие и безусловная любовь. Толерантность здорового меридиана желудка строится на безусловном принятии разнообразия человеческой натуры.

Здоровый меридиан стремится понять, принять, обогреть и помочь. Глубинная причина такого поведения кроется в эмпатии и высоком уровне эмоционального развития. Встреча с человеком происходит не на поведенческом или культурно-социальном уровне, а на общечеловеческом и эмоциональном, где различия между людьми стираются. Это объясняет, откуда здоровый меридиан желудка черпает свою доброту, почему у него так легко происходит всеприятие, и на чём базируется его безусловная любовь.

Патологии могут возникать, в том числе, и в результате сбоя эмоционального развития, когда мыслительные конструкты занимают главенствующее положение над эмоционально-человечным аспектом. Это порождает деструктивных идеалистов, террористов, сектантов, радикалов и представителей других направлений, которые ставят свою идею выше человеческих ценностей. Их идеология утверждает, что только их представление о том, каким должен быть человек, является правильным и непреложным.

В результате травматизации человек может пережить заморозку чувств, что делает эмоциональность и эмпатию недоступными. Меридиан желудка, вероятно, больше других страдает от социальных катастроф, войн, нищеты и других кризисов, когда вера в ценность человека подвергается угрозе и, возможно, окончательно теряется.

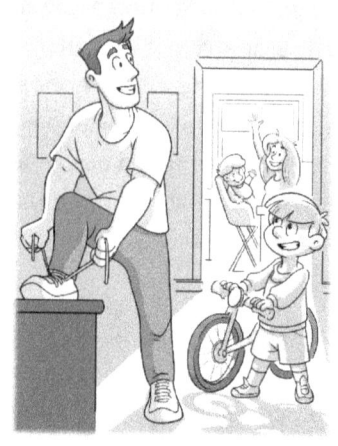

Меридиан селезёнки

Норма, здоровое состояние. Дисциплинированный исполнитель

Главные ценности меридиана селезёнки — это аккуратность, точность, организованность, ясность и здоровье. Человека со здоровым меридианом селезёнки легко узнать по его внутренней собранности. Его ноги стоят вместе, часто по стойке смирно, при этом только его ступни напряжены, а само тело достаточно расслаблено и готово к действию: «Сейчас пойду и выполню». Он не напряжён и не скован, излучает энергию активности и бодрости, а также задорное, весёлое настроение. Такое настроение обычно царит на маршах энтузиастов и радостных демонстрациях.

Образ здорового меридиана селезёнки

На светлой и просторной кухне царит порядок и чистота. Трое детей весело болтают за столом, аккуратно едят. Всё блестит, но не до степени стерильной чистоты. Атмосфера живая и дружелюбная. Обед состоит из трёх блюд, включая самоприготовленный компот или морс. В этом доме не употребляют фастфуд, также как и никогда не придерживаются строгих диет или обжорства. Здоровое питание считается основой. Мама утверждает, что самодельная еда имеет особый вкус. В основном подаются каши и салаты, мясо употребляется редко и в небольших количествах. Дети получают сладости, но только в определённое время и при этом не ощущают себя лишёнными или обделёнными.

Мама работает учительницей, и её уважают на работе. Когда она занимается проверкой тетрадей, дети делают свои уроки. В этом доме всё регламентировано и на каждое занятие выделено своё время: время для игр, для уборки, для учёбы и для занятий хобби, а также есть время для серьёзных разговоров.

Всё строго распланировано, однако при этом сохраняется абсолютная гибкость в действиях. Если возникают непредвиденные обстоятельства, всегда находится время для их урегулирования. Если такие обстоятельства продолжаются дольше пары дней и выводят всю семью из привычного ритма, то распорядок дня просто пересматривается: некоторые виды активности сокращаются, другие добавляются.

Соседка удивляется, почему эти дети никогда не устраивают скандалов из-за мороженого, не капризничают и всегда вовремя возвращаются домой, сами принимаясь за уроки. Вот её сына за уроки не усадить, а их дети ведь давно дружат. Мама работает на полную ставку, никогда не жалуется на перегрузку, и это имея троих детей. И в выходные дни их жизнь наполнена увлекательными занятиями: то на лыжах, то на санках.

В этом доме ценят точные науки и технику. Природа, спорт, туризм и путешествия — без них жить невозможно. Обязанности между родителями чётко распределены: папа занимается с детьми спортом или ремеслом, мама заботится о домашних делах. Каждый точно знает свои задачи и обязанности. У каждого члена семьи есть свои личные интересы и хобби, и, несмотря на разнообразие, все справляются очень слаженно.

Вот чего в этой семье нет — так это сплетен, безответственности, халатности исполнения и хаоса. Спорт ради здоровья, а не ради успеха. К врачам они почти не ходят за ненадобностью. Здоровье — это реальная и планомерная забота о теле, активность и внимание к его сигналам, плюс здоровая разнообразная пища.

Встают все рано, почти с восходом солнца: надо успеть сделать зарядку, пробежку по утрам. Что больше всего поражает в этой семье — так это полное ощущение безмерности и лёгкости времени. А всё от того, что многое превращается в бытовую рутину, в автоматизм и правильно планируется. Отдых планируется столь же серьёзно и ответственно, как работа. Эта семья мотивирует себя и окружающих, легко воодушевляя, а не копаясь глубоко в философии жизни и не объясняя, «как надо жить».

Какая психодинамика способствует развитию здорового меридиана селезёнки?

Психодинамика, способствующая развитию здорового меридиана селезёнки, включает в себя следующие аспекты: задачи ставятся ребёнку ясно и точно, очень понятно и вдумчиво объясняются. Главное — не ставить задач невыполнимых или не по способностям: кто-то из детей выносит мусор, а кто-то отвечает за выгул щенка. Даже если возникают трения и ревность между братиками и сестричками, то это сразу подмечается, и задание пересматривается, например, делится пополам. Обязательно проверяется качество исполнения задания, а при невыполнении — или корректируется или порицается.

Дети втягиваются постепенно, с возрастом задания усложняются и увеличиваются. Пунктуальность и дисциплина основываются на замечательном чувстве времени и умении его распределять. Ответственность не гипертрофируется, она может корректироваться по надобности. В сложные периоды, например, при зачислении в школу, в первый класс, ребёнок получает дополнительное внимание. Семья мудро организует это новшество для него так, чтобы ребёнок получил дополнительную помощь или от родителей или бабушки, соседки или репетитора. Пока сам не втянется в новый режим, не сможет сам организовать выполнение домашних заданий и перераспределить режим дня. То есть полная защита от перегрузки, и, тем самым, не возникает сопротивления со стороны ребёнка, всё происходит легко и без слёз.

Это ничего общего не имеет с гиперопекой, когда ребёнку не доверяют и делают домашние задания за него. В этой семье так высоко ценятся время и силы, что никому и в голову не придёт делать за ребёнка то, что он уже в состоянии сделать самостоятельно.

Очень важно обращать внимание на мелочи, на людей, на тело. Способности ребёнка замечаются рано, и они развиваются даже тогда, когда не соответствуют ожиданиям семьи. Ребёнка никогда не заставят играть на скрипке, если он предпочитает играть в гандбол. Индивидуальность всегда уважается и сохраняется, и она не теряется в группе: признаются разные возможности детей. Главное — не то, что ты делаешь, а как ты это делаешь.

Дисциплина прививалась неторопливо и с пониманием. Для того, чтобы действие перешло в рутину, нужно время, и времени предоставляется предостаточно. Когда научаемое становится рутиной, освобождается ресурс времени на новые действия. Ответственность за ошибки перенимается легко и спокойно корректируется, без гнева, упрёков, насилия или насмешек. Методичное выполнение заданий, установка режима дня и структурированный порядок — вот что нужно для гармоничного развития ребёнка.

Требования ставятся только в соответствии с его возможностями и способностями. Нет амбиций, нет ориентации на высокие достижения. Большой успех предполагает либо большие таланты, либо огромные усилия, и часто это требует выхода за пределы своих возможностей, что не соответствует ценностям данной семьи. Здесь всё имеет свои границы.

Что может выбить здоровый меридиан из строя?

Человек со здоровым меридианом селезёнки плохо переносит хаос в управлении и непродуманность задач. Самое страшное для него — оказаться в атмосфере безответственности и тунеядства, когда при этом халатность оправдывается пустословием. Например, внедрение нововведений или дигитализации может быть проведено на рабочем месте без должного обдумывания, но при этом работников убеждают в их особой эффективности. Меридиан селезёнки — исполнитель, он предпочитает структурированные задачи, его легко запутать в неясных концепциях. Если ему поставить задачу нововведения с возможностью контроля над процессом, он справится превосходно. Но если его заставят выполнять неправильно структурированную задачу долго, он запутается и сломается.

На здоровой энергии меридиана селезёнки вырастают гениальные педагоги, тренеры, руководители среднего звена, секретари, инженеры и администраторы. И представители любых других профессий, особенно технических, где требуется практическое применение сил и знаний, где всё подготовлено и предсказуемо. Это очень точный и трудолюбивый исполнитель.

Дифференциация с меридианами: толстой кишки, желудка, почек

В меридиане селезёнки речь идёт о каждодневной методичной и планомерной работе, о трудолюбии, глубоком чувстве долга и ответственности. Работа этого меридиана приносит практичные и осязаемые плоды по преобразованию окружающего мира. Этот меридиан даёт людям стабильность, поддержку и неустанную заботу. По этим признакам его легко спутать с меридианом толстой кишки, у них есть много общего, на первый взгляд.

Энергия меридиана селезёнки — это каждодневное, заботливое, архетипично материнское обеспечение внутри системы. В меридиане толстого кишечника обеспечение архетипично отцовское; строящее благосостояние, защищающее и расширяющее материальные границы возможностей системы вовне. Его задача — создание структуры или системы. Задача меридиана селезёнки — поддерживать здоровую структуру или систему.

В своём служении меридиан селезёнки может быть идеалистом, тут он похож на здоровый меридиан желудка. Но польза обществу подразумевается не социальная, как в меридиане желудка, а очень даже практичная. Он активно формирует и структурирует вокруг себя пространство. Меридиан желудка структурирует в первую очередь эмоционально-психический мир вокруг себя.

Здоровый меридиан селезёнки часто выбирают лидером в группе, но у него нет ни мотива власти, ни мотива контроля, как в здоровом меридиане почек. Совсем нет спешки в руководстве, скорее, от него даже веет расслабленностью; методичность и спланированность не терпят суеты. Мотивация к труду базируется на поддержании порядка в системе и дружелюбии в группе, а не на перфекционизме или мотиве власти. То есть важна дисциплина и точность системы, а не результат ради результата. Меридиану селезёнки важно поддерживать друг друга в группе, а не конкурировать.

Меридиан селезёнки

Переизбыток, застой энергии. Стахановец

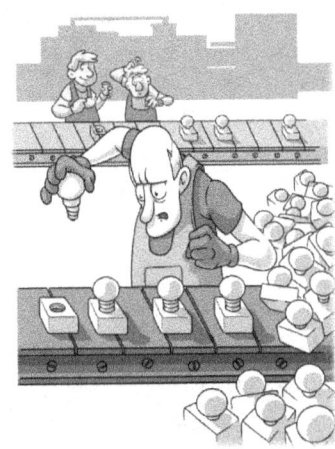

Пациента с перегруженным меридианом селезёнки можно опознать по нервозности его состояния. Субъективно он может испытывать чувство холодного пота снаружи и огненного жара внутри. Тошнота исходит из низа живота, рвота, выворачивающая «кишки на изнанку», не приносящая облегчения.

При хроническом застое в меридиане селезёнки это будет экстремальное напряжение, сравнимое с напряжением готового к бою боксёра, готового нанести точный и смертельный удар. Руки будут сжаты в кулаки, большой палец зажат внутри кулака. Возможны также такие симптомы, как звон в ушах, гул в голове, почти потеря сознания, памяти и восприятия.

Образ переизбытка энергии в меридиане селезёнки

Желчный, сухопарый, истощённый человек. Нервно перевозбуждённый, при этом не конфликтный, а скорее язвительный. Перегруженность свою он сам больше чувствует на физическом, а не на психическом уровне. Представьте себе стахановца, изнурённого работой, выполняющего и перевыполняющего установленные нормы производства в десятки раз. Глаза горят: надо сделать ещё больше, ещё сильнее и не останавливаться на достигнутом. Переполненный меридиан может толкать к бесконечному выполнению трудной и монотонной работы, не ощущая при этом ни себя, ни своего тела.

Переполненный меридиан селезёнки, как правило, выученный интроверт; ему не важна ни сама группа, ни её групповые нормы, он на группу вообще не ориентируется. Он просто догматично выполняет свою работу. Он исполнитель, а не лидер трудовой группы, как здоровый меридиан селезёнки. За ним не идут люди, интуитивно чувствуя здесь какой-то бессознательный подвох.

Людей с переполненным меридианом селезёнки не любят в коллективе, но до моббинга, как правило, дело не доходит. Где-то в глубине души коллеги чувствуют абсолютный надрыв всех этих стахановцев. Они это делают не из-за того, чтобы выделиться, не для того, чтоб насолить другим. Во всех их поступках даже присутствует искренняя скромность, в которую трудно не поверить. И ещё у людей с переполненным меридианом селезёнки очень заметно гипертрофированное чувство долга. Долг ставится превыше всего, даже превыше экзистенциального человеческого существования, в том числе и своего.

Культ переполненного меридиана пропагандируется в современных массовых коллективистских и социалистических культурах. В Западной Европе, например, он процветал во времена расцвета военной Пруссии. Уставом была регламентирована каждая мелочь, вплоть до количества шагов в минуту, совершаемых в строю, или количества выстрелов в минуту, выполняемых по команде офицера. Палочная дисциплина и муштра прусской армии оставили глубокие следы на душах многих последующих поколений.

Отдельный индивидуум в переполненном меридиане селезёнки не учитывается, он не интересен и не имеет значения. Важен даже не результат, а сам процесс безвольного послушания и вклад индивидуума в общую идею. На мой взгляд, этот меридиан трудно диагностировать, потому что даже сейчас он ошибочно признаётся обществом за здоровый характер. Здесь следует понимать тонкую разницу: переполненный меридиан селезёнки не идеалист, он догматичный исполнитель. И догматичность его базируется не на недостатке интеллекта, а на подсознательном страхе наказания и бездумном служении. Он не является ни носителем идеи, ни перфекционистом. Скорее, это морально запуганный и «вышколенный пруссак» с гипертрофированным Супер-Эго.

Психодинамика развития переполненного меридиана селезёнки

В психодинамике развития наблюдаются ранние структурные нарушения из-за депривации потребностей ребёнка. Как правило, это нарушения экзистенциальных потребностей тела, таких как голод, жажда, игнорирование чувства страха и боли.

В семьях культивируется избыток жёсткой дисциплины, строгости и морализма. Иногда это бывают старшие дети в семье, которые, например, после смерти родителей, тянут на себе непомерный груз псевдовзрослости, воспитывая младших братиков и сестричек. В любом случае, всегда наблюдаются индуцированные, навязанные в без-сомнительном возрасте, сильные запреты.

Здесь не обязательно имеется в виду телесное наказание, это могут быть жёсткие внутренние или моральные запреты. У ребёнка при этом воспитывается чёрно-белое восприятие мира, и он должен любыми силами оставаться на хорошей стороне. Здесь налицо не мотивация к успеху, а скорее стремление избегать греха. И даже постоянно находясь на светлой стороне жизни, перевыполняя нормы так, что искры из глаз летят, и карабкаясь из последних сил, переполненный меридиан селезёнки всё равно недоволен жизнью и самим собой.

Всё равно идти он будет до самых границ и постоянно их перешагивать, сдвигаясь дальше и дальше, пока не надорвётся. У него нет при этом удовлетворения от сделанной работы, есть тема служения: «давай так, чтоб до упаду!»

В экстремальном застое меридиана, как правило, человек физически тяжело больной. Сиделка или медсестра не те, кого, по его мнению, ему нужно. Ему нужен врач-хирург, который радикально что-то вырежет. При этом теряется аппетит на месяцы, остаётся только желание бесконечно пить чистую воду. Питаться может только лёгкими кашами, и те должны быть приготовленными скорее на воде. У пациента почти токсическое состояние: на запахи реагирует очень чувствительно, большинство запахов не переносит вообще, они вызывают раздражение. Не может, например, использовать искусственный парфюм, его будет непереносимо тошнить. Также не переносит громких звуков, от грохота металла и камня вздрагивает всем телом.

Как корректировать переизбыток энергии меридиана селезёнки?

Им нужен длительный покой и одиночество. Такому пациенту нужно вылежаться, как раненому зверю в берлоге. Хорошо воздействует на патологию этого меридиана положение тела в позе эмбриона. Желательно врачебное вмешательство, причём стационарное. Поддерживающее, седативное воздействие.

Психотерапевтически здесь, как, впрочем, при любой переполненности меридиана, сделать можно немного. Переполненные меридианы редко заходят к психотерапевтам. Но если уж попали, то нужно начинать работать над деструктивными установками перешагивания границ возможного и биографически над историей перегруза в детстве.

Дифференциальная диагностика

Перегрузка меридиана селезёнки может напоминать перегрузку меридиана лёгких: оба они трудоголики. Различие заключается в их отношении к группам и своим идеалам. Меридиан лёгких работает в группе до изнеможения, он конформен и старается тащить всю группу за собой. Меридиан селезёнки устанавливает свои нормы самостоятельно, не тащит никого за собой и не гордится результатами своего труда. В эмоциональном плане перегрузка меридиана лёгких выражается эйфорией и агитированной неугомонностью, а перегрузка меридиана селезёнки — исступлённой, недовольной неуспокоенностью.

Меридиан селезёнки

Нехватка энергии, слабость меридиана. Лентяй-разгильдяй

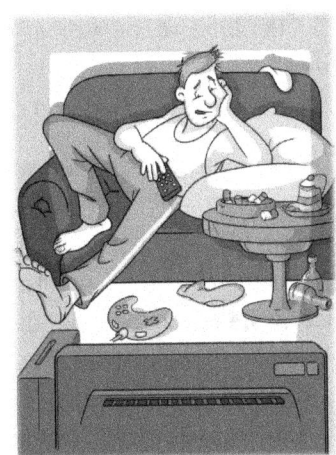

Этот пациент практически не чувствует своего тела, ему тяжело стоять: он предпочитает сидеть или, ещё лучше, лежать. Однако в общении он проявляет приятную и спокойную манеру. Через эмоциональное выражение он невербально передаёт сообщения вроде: «Я тебя не трогаю, и ты меня не трожь», или «Никто не смог мне помочь, и ты, вероятно, не сможешь».

Образ нехватки энергии в меридиане селезёнки

Подперев щёку, он лежит перед телевизором день за днём, месяц за месяцем. Он не тот, кто переедает перед экраном, еда для него практически не важна, он не обжора. Однако он очень любит сладкое: пирожные, мороженое — это единственное, что приносит ему удовольствие от еды, остальные вкусы для него уже давно плохо различимы. Переизбыток сахара — единственное вкусовое наслаждение, которое у него осталось.

Любит свой диван очень. Когда он ещё работал вахтёром, это было первое, что он принёс на своё рабочее место: телевизор и диван. Сейчас он не работает, и, слава богу за это! Вероятно, он уже не сможет больше работать, не знает, что и где он мог бы делать. То, что он делал раньше, он теперь точно больше не сможет.

В службе трудоустройства совсем не понимают его. Вряд ли им удастся найти для него подходящую работу. В общем-то, он очень милый безработный: не агрессивный, не ругается, если и сопротивляется, то скорее незаметно-пассивно. Что он делает дома? Целыми днями играет в компьютерные игры. Но социальщикам он этого, конечно, не скажет, не дурак.

Вообще-то, он может общаться с людьми, но не хочет. Зачем? Ничего не интересно. Если кто-то придёт в гости — хорошо, но сам он ни к кому не пойдёт. Очень замкнут в себе, никому не нужен.

Он давно уже ведёт довольно растительное существование. Курит и курит: надо бы бросить, но не получается. Часами может сидеть и тупо смотреть в окно, расслабленно, не созерцая и не медитируя. Просто нет мотивации ни на что: ни что-то делать, ни с кем-то общаться, ничего не хочется. Оставьте его в покое и позвольте наслаждаться жизнью. Хотя есть смутное чувство обиды, несправедливости и безысходности ситуации. К врачам ходить он не любит, только если уж совсем потребуют. А сам не пойдёт, потому что симптомы он чувствует в теле очень приглушённо, они его сильно не беспокоят.

Что приводит к сбою меридиана селезёнки?

Разочарование и чувство глубоко переживаемой обиды, как правило, бывают спусковым крючком при сбое меридиана во взрослом возрасте. Такой работник не жертва травли, как можно было бы предположить. Он не излучает ни чувства стыда, ни слабости, в нём нет агрессии. Он не провоцирует ни мимикой, ни словом, его вообще не интересует мир. Он — забытая пустота существования.

Какая психодинамика приводит к слабости меридиана селезёнки?

В психодинамике родительского дома ощущается абсолютное безответственное воспитание и пренебрежение когнитивным развитием ребёнка. Это может быть вызвано депривацией в детстве или реальной заброшенностью: грязью и отсутствием обедов.

Родители сами, как правило, не обладают внутренней мотивацией и могут страдать, например, от алкоголизма. Пренебрежение воспитанием может быть вызвано и другими причинами, такими как отсутствие или преждевременная смерть отца, и беспомощная депрессия матери. Независимо от того, какова судьба данной семьи, рассказ пациента о своём детстве часто наполняется звенящей пустотой.

Эмоционально ребёнок чувствует себя в порядке, но у него возникают некоторые проблемы с когнитивными навыками. Он очень медлительный и трудно заставить его выполнять уроки; он предпочитает тянуть время. Если родители не обладают достаточным терпением или силой, с таким ребёнком может быть сложно справиться. Он быстро надоедает своими капризами, и родители часто оставляют его в покое, что и является его целью.

Страна с молочными реками и кисельными берегами — очень красивая сказка для таких детей, где лень, как физическая, так и психическая, процветает в полном объёме. Родители беспомощно разводят руками перед недовольными педагогами, говоря: «Его дома даже палкой не заставишь что-то делать, а уж по-доброму и подавно». Такой ребёнок, если дефицит энергии начался в раннем возрасте, может даже ошибочно оказаться в школе для детей с отставанием в развитии. Для него всё происходит слишком медленно, и он, не прикладывая усилий, надоедает педагогам и психологам, которые неправильно диагностируют его.

Ребёнок не будет противиться этому, и как родителям, так и ему самому, это очень удобно. Не нужно предпринимать дополнительных усилий, и на фоне детей с умственной отсталостью он сможет справляться довольно хорошо. Впоследствии он получит инвалидность, и его типичная карьера будет связана с безработицей и отсутствием определенной профессии. Его это нисколько не унижает — важно лишь, чтоб «не кантовали»

В случае недостатка энергии в этом меридиане речь идёт о полной запущенности в каждодневных усилиях и дисциплине. Ребёнку не было дано возможности ощутить структуру дня, жизни и мира в целом. Ему не дали веры в то, что каждодневные усилия могут плодотворно влиять на окружающий мир, изменяя его вокруг себя.

Здорового ребёнка сначала учат заботиться о себе, например, чистить зубы каждый день. Позже он учится заботиться о домашних животных или младших в семье. Затем ему переносят ответственность за свои усилия и поступки, учат видеть взаимосвязь между этими действиями: сделал — получил результат.

Подросток учится убирать и преобразовывать свою комнату и видит, что это хорошо. Позже он сможет строить свой собственный дом и изменять мир в целом. У ребёнка со слабым меридианом селезёнки, к сожалению, такие взаимосвязи внутри психики не сформировались.

Коррекция слабости меридиана селезёнки

К психотерапевту такой пациент, скорее всего, попадёт потому, что его направил врач, а не потому, что он сам пришёл. Может прийти с диагнозом «компьютерная зависимость», «алкоголизм», «избегающая структура личности».

Груз страдания для него субъективно не так велик, и ему даже кажется, что в депрессии ему удобно. Диагнозы иногда путают его депрессивное состояние с социальными фобиями, поскольку его палкой из дома не выгнать. Он не хочет общаться с людьми, они его напрягают. Важно различать, что он может общаться с людьми, но просто не хочет этого.

В компьютерной игре у него собралась плотная компания, и в этой патологии нет страха общения, но есть скорее нежелание общаться. При малейшем давлении он может показать мимикой: «Ой-ой, я боюсь! Я так не смогу». И важно понимать, что это не страх, а форма сопротивления. Коррекция состояния здесь будет более удачной с помощью поведенческой психотерапии. Психоаналитик может в течение многих лет быть обманутым этим пациентом, который будет пассивно сопротивляться и, вероятно, н сможет выйти из регрессии. Здесь необходима трудотерапия, строгость и дисциплина, особенно в стационарной клинике с жёстким режимом дня. Психотерапевтически следует работать над дефицитом нарциссизма и расстройством привязанности.

Дифференциальная диагностика

Легко спутать с недостатком меридиана лёгких, так как оба избегают контактов с людьми, но по разным причинам. Недостаточно развитый меридиан лёгких убегает от перегрузки и эмоциональной сложности контактов, в то время как слабый меридиан селезёнки избегает предполагаемых усилий, связанных с контактами, и ожиданий со стороны окружающих. Меридиан лёгких излучает меланхолию, а меридиан селезёнки — безнадёжность существования.

Резюме

Здоровый меридиан селезёнки характеризуется земной, практичной и плодотворной энергией, которая направлена на реальный мир, а не на мир идей или эмоций. Люди с нормальным уровнем энергии в меридиане селезёнки обеспечивают, питают, содержат и развивают мир вокруг себя. Они создают основу благополучия, обеспечивают устойчивость, поддерживают физическое здоровье и предоставляют возможность систематических усилий по совершенствованию себя и окружающего мира.

Ценности этого меридиана включают в себя точность исполнения, здоровье, дисциплину и просто виртуозное чувство времени. Трудолюбие и продуктивность возникают как результат, проистекающий из этих ценностей. Важно отметить разницу между продуктивностью меридиана селезёнки и меридиана толстой кишки. Для меридиана селезёнки в трудолюбии прежде всего важно качественное исполнение, а не создание материального результата.

Избыток энергии сопровождается разрушением границ своих возможностей и превышением пределов реальности. Дефицит энергии, напротив, приводит к отрыву от реальности из-за недостатка деятельности и стремления уйти от мира реальности в несбыточные грёзы существования.

Меридиан сердца

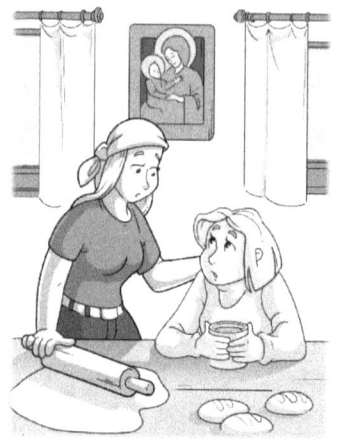

Норма, здоровое состояние. Духовность и Вера

Чжу Си описывает сердце также как «орган, который думает». Мудрость и знания происходят из ума. (Wang,1988)

Человек со здоровым меридианом сердца излучает душевность, спокойствие и чувство безопасности. Он любит при разговоре мягко потирать свои ладони. Субъективно он ощущает энергию в области солнечного сплетения, которая излучается наружу. Это излучение создаёт ощущение единства с миром, не потеряв при этом своих границ и идентичности. Обычно он дышит глубоко и с помощью дыхания может уравновешивать свои эмоции.

Образ здорового меридиана сердца

Открытая, сердечная хозяйка-крестьянка, мягкая как ванильная булочка, испытывает глубокую привязанность к своей семье, своему краю и соседям, а также к самой жизни. В её доме царят тепло и любовь. Она не стремится быть любимой — она просто живёт. Без больших амбиций, целей или идей, она наслаждается жизнью. По воскресеньям она ходит в церковь, обожает Пасху и печёт хлеб. Односельчане считают её доброй и сострадательной, они любят её и к ней идут за советом. Она помогает незаметно и всем подряд, не выбирая. Сталкиваясь со злом, она предпочитает подставить другую щёку, но не из слабости, а из веры в то, что только так можно преодолеть зло.

Человек с нормой меридиана сердца обладает духовной Верой, независимо от религиозного направления, которого, кстати, может и вовсе не быть. Зато у него есть очень чёткое ощущение трансцендентальности Мира.

На вопрос о том, как устроен мир, крестьянка объяснит вам, что она точно знает, что нельзя делать зло, потому что Бог накажет: «Вот были у нас в селе нехорошие люди, и у них дом сгорел. Жалко их, пришлось им уехать». А философ-буддист объяснит, что «вас просто нет, потому что минимум равен максимуму». То есть модель мира может быть разной, зависеть от уровня образованности и культурных различий, но то, что вы сразу почувствуете у человека со здоровым меридианом сердца — это глубокая Вера и ценность жизни!

При столкновении даже с сильным насилием или садизмом такие люди не теряют силы духа. Поневоле становясь наблюдателями совершаемого насилия, они умеют переключаться мысленно на духовный план, отождествляя себя с духовным, разотождествляясь со своим телом и реальностью происходящего. Затем они возвращаются назад, не нарушая своих психических границ. Эта способность основана на глубокой Вере в то, что даже страдание имеет смысл и свои причины возникновения.

Какая психодинамика способствует развитию здорового меридиана сердца?

С ранних лет ребёнок получает почти физическое ощущение духовности: «я есть, я был и я буду». В семье активно передаются общечеловеческие ценности, мудрость жизни и преемственность поколений. Мудрость проявляется в умении менять перспективу взгляда на события мира и человеческие поступки. Ошибки людей не осуждаются, а либо прощаются всепониманием, либо корригируются реальной помощью.

Самое страшное — так учат ребёнка в этой семье, — это обидеть человека, принести ему боль или стать самому источником несправедливости. Из поколения в поколение передаётся глубокое уважение к религиям, предкам, спиритуальности, эзотерике и духовному познанию мира.

Здесь будет уверенное отрицание воинствующего атеизма, узколобость сознания и поведенческий эгоизм. Бездуховность страшнее, чем безнравственность, — так учат ребёнка. Нравственность меняется исторически и может иметь разный смысл в зависимости от перспективы общества, тогда как духовность абсолютна: она либо есть, либо её нет.

Родители делают акцент на развитие гибкости мышления, оставляя место для сомнений даже в религиозных догмах. Однако нет сомнений в Вере — вере в ценность жизни и бесконечность души, в целенаправленность движения и справедливость мира. Верят в добро, которое всегда побеждает зло.

Ребёнку дают понять, что интуитивный подход в познании не менее важен, чем строго научный. Наука воспринимается скорее как одна из форм поиска истины, а не как единственная проверочная истина. Истину познают интуитивно и передают так же. История изучается не как набор фактов, а как доказательство различных перспектив мира, его неоднозначности и относительности, с глубоким пониманием смысла происходящего. Ребёнка учат отличать причину действия от его повода и «спускового крючка».

Как правило, Вера в высшую справедливость сопровождается уверенностью в неисчезновение души и верой в правильность своей индивидуальной судьбы. Принимая мир и людей такими, какие они есть, с их несовершенствами, можно всё равно любить и ценить их, отличное от нашего, право выбора.

Жизнь человеческая воспринимается как одна из величайших ценностей. От природы дана нам возможность когнитивно менять перспективу восприятия — это и есть мудрость жизни, источник человеческой доброты и всепрощения. Жизнь коротка, каждый несёт ответственность за то, как он проживёт эту жизнь; можно расточать её на мелочи, а можно использовать для самосовершенствования. Тут пока ты себя слепишь — и вдруг уже старость пришла. Поэтому нет в этом доме ориентации на успех или стремление к материальным благам. Здесь ценятся высокоморальные стандарты поведения, нематериальные ценности, следование религиозным учениям и, возможно, даже исполнение соответствующих практик.

Что может выбить из строя меридиан сердца?

Сильные эмоциональные потрясения, имеющие экзистенциальный характер. Потеря чувства базовой безопасности, вызванная травматическими событиями. Замещение и лжеподмены духовных ценностей ментальными аспектами жизни, что может привести к душевным разочарованиям и духовной дезориентации.

Дифференциация с меридианом желудка

В отличие от меридиана желудка, здоровый меридиан сердца не ищет активно обездоленных, не старается восстановить справедливость с помощью закона, а просто помогает из чувства безусловной любви к ближнему. Он верит в справедливость творца. Главная ценность для него — жизнь, важно, как человек её проживает.

Справедливость общественная для него вещь относительная, зависящая от взгляда, времени и норм общества. Вера в высшую Истину и знание духовности мира, без определённой идеи — вот что является мотивацией меридиана сердца. Меридиан желудка активно улучшает мир, верит в возможность справедливости общества и работает на его благо. Его главная ценность — человек в своём разнообразии, поэтому ему важно создать такой мир, где каждый будет чувствовать себя хорошо.

Меридиан сердца

Переизбыток энергии, застой. Воинствующий атеист

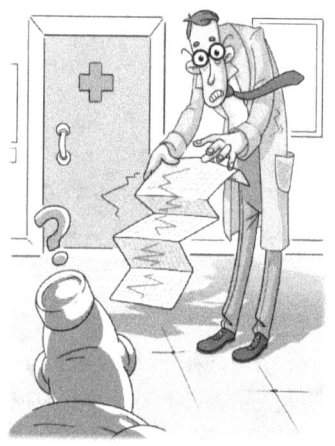

У этого пациента скованность во всём теле, особенно наблюдается сжатие мышц живота вверху, на уровне желудка. У него усиленное сердцебиение, и он не может глубоко вздохнуть. Гипервентиляция из-за поверхностного дыхания, что иногда приводит к паническим атакам. Тогда пациент чувствует удушье и звон в ушах. На самом деле пациент не может «переварить» актуальное состояние или сопровождающую его эмоцию. Вы это почувствуете по его описанию: «у меня только что-то с телом не так, всё остальное не важно, никаких проблем больше нет». Негативная эмоция не регистрируется или не принимается, из-за запрета её чувствовать, и, как следствие, вытесняется.

Образ переполненного меридиана сердца

Пациент в кабинете психолога, его направили из кардиологического отделения на обследование. Он тревожно-возбуждённо начинает сумбурно рассказывать, что это просто формальность, что он здесь оказался. Вообще-то, наверное, его плохо обследовали, надо бы подключить свои связи и поехать обследоваться в Москву к известному профессору.

Зачем ему рассказывать психологу, что сейчас происходит в жизни? Вы что, сами не видите? С ним случилось нечто необычное. Такого никогда ещё не было. Он всегда был здоров, делает по утрам пробежки. Его ни с того, ни с сего стало трясти, подкосились ноги, было невозможно дышать, и полный гул в голове. Он уже описал это своё состояние врачам несколько раз. К психологу его врачи точно отправили из-за некомпетентности, потому что не знают, что делать дальше. А надо бы хорошенько всё исследовать.

Какие ещё панические атаки, отчего бы это? Он не какой-то там псих, он главный научный сотрудник. И вообще, в психологию не очень-то верит. По большому счёту — это и не наука совсем. Скептически слушает, когда психолог рассказывает о панических атаках. Немного смягчается, когда с удивлением узнаёт в описании свои симптомы. Да, точно, именно так и было: как в туннеле.

Ну ладно, так и быть, он расскажет психологу немного о себе. Работает в научном институте, на работе много стресса, недавно сменилось руководство. Живёт один. Никаких проблем, всё как всегда. Работа, дом, выходные. Зачем надо ещё и о семье рассказывать? Какое отношение его семья имеет к его состоянию. Ну ладно. Жена была, недавно ушла. Родители далеко, год назад виделись летом.

Почему жена ушла? Да не ушла, развелись мы. Нет, не жалеет. Они давно друг от друга отдалились. Ничего особенного, нет никакой причины для развода, никто никому не изменял, не ужились просто. А что, так не бывает? Обязательно нужна причина для развода? Ну, не сложилось. Вы лучше расскажите, почему панические атаки случаются, а то только время здесь с вами трачу. Да не вытесняет он никаких эмоций! Нет у него никаких эмоций, у него, наверное, что-то с сердцем, или с лёгкими. Не имеет он никаких эмоций к жене. Уже две недели прошло, как она ушла. Он уже не злится, не горюет и не переживает: ушла, значит ушла.

Немного странный получился образ? Но примерно так и происходит встреча с человеком с перегруженным меридианом сердца. Вы не получите диалога как такового. Два монолога диалогом мы зовём? Этот пациент как будто сам с собой разговаривает, а вы рядом стоите, изредка попадая в его поле зрения. Паническая атака является ответной реакцией на экзистенциально-важные недостижимые вещи или субъекты. Личностное понимание судьбы человеком с застоем в меридиане сердца мало распознаётся и ещё реже вербализируется, независимо от того, есть у него панические атаки или нет. Это лишь один из возможных симптомов. В то время, как что-то важное угрожает исчезнуть, или свои внутренние установки нужно пересмотреть — человека просто начинает трясти, а он реально не понимает, почему.

Из-за игнорирования духовной стороны жизни все повороты судьбы, перемены в окружении или изменения в мировоззрении сопровождаются необъяснимой психосоматической реакцией. В пограничных состояниях трясёт и в прямом, и в переносном смысле. Начинается, как правило, с тревожности, заканчивается полной потерей контроля и паникой.

Какова динамика переполненного меридиана сердца?

Человек с застоем энергии в меридиане сердца вырос в семье, где духовность и религия игнорируются, спиритуальность и эзотеричность высмеиваются, а психическая энергия отрицается как несуществующая и ненаучная.

Такой ребёнок, как правило, не знает себя достаточно хорошо, чтобы точно описать свой характер, и часто прибегает к общепринятым стереотипам и штампам. У его родителей механистическое понимание мира, их мышление ограничено и односторонне. Они игнорируют и не принимают всерьёз все духовные и эмоциональные аспекты жизни. Родители не умеют преобразовывать эмоциональную энергию в духовный рост, скорее они отводят её на физическое проявление, а не направляют вверх, к духовным ценностям. Несмотря на эмоциональный дефицит и духовный нигилизм, это не означает отсутствия интеллекта; в этих семьях часто присутствует высокий интеллектуальный уровень, иногда даже превышающий средний, что выступает в качестве компенсации.

Важно понимать, что это не жесткость в воспитании, которая лишает ребёнка возможности испытать и проявить свои эмоции, а скорее игнорирование эмоций. Ребёнку не остаётся ничего другого, кроме как переживать эмоции ментально или телесно. На первый взгляд, это может показаться парадоксальным, но чаще всего воспитание сопровождается разбалованностью, а не строгостью.

У родителей недостаток эмоциональной эмпатии. На первый взгляд, они могут казаться очень милыми и сердечными людьми — в смысле вежливости. Однако они не могут по-настоящему почувствовать других и взглянуть на ситуацию с их точки зрения. Например, когда ребёнок расстроен и беспокоится, вместо того чтобы успокоить его эмоционально, мать может дать ему градусник. Вместо того чтобы выразить свою злость или возмущение, она меряет давление. В результате у ребёнка нет возможности выучить и распознать язык своих эмоций, понять, как организована его психика. А как устроена психика других или как проявляется духовность в мире — вообще загадка.

Иногда в психодинамике окружения можно заметить запрет на проявление негативных эмоций. Например, в нашем доме нельзя злиться, потому что мы считаем себя очень приличными и миролюбивыми людьми. Когда ребёнок выражает агрессию, возмущение или гнев, реакция родителя может быть неадекватной. Обычно невосприимчивый взрослый отвечает поведенческим образом, реже используя ментальную оценку. В результате ребёнок, подражая этому, постепенно привыкает реагировать только ментальными оценочными категориями вместо того, чтобы устанавливать эмоциональный контакт с собеседником.

В семье редко обсуждаются настроения, здесь не углубляются в мотивы поступков, а оценка поведения обычно происходит в чёрно-белых тонах. Собственное «я» понимается только как активно действующее здоровое тело.

Такие дети частенько сталкиваются с моббингом в школе из-за неспособности адекватно реагировать на нападки, установить границы или защитить себя эмоционально. Естественно, такое реагирование не прибавляет человеку уверенности в себе и часто разрушает отношения с окружающими. Для объяснения непонятного поведения окружающих придумываются различные теории, которые оправдывают собственный дефицит, такие как воинствующий материализм, бездуховный атеизм, религиозный фанатизм или псевдонаучное понимание мира.

И ещё такое воспитание ведёт к эгоцентризму. Это не надо путать с эгоизмом — здесь мотив другой. Эгоцентричность означает, что весь мир крутится вокруг меня. Сосредоточенность только на себе самом и на своём теле, позже только на своём мировоззрении. Из этого состояния невозможно ни видеть других, ни думать гибко. Эгоистическая мотивация преследует другую цель: обогатиться, игнорируя других людей, получить больше, чем они.

Коррекция переполненного меридиана сердца

Перегрузка меридиана сердца часто сопровождается психическими расстройствами, такими как: панические атаки, тревожное состояние, расстройство личности, гипохондрия, может быть врождённая инвалидность.

Здесь необходима долгосрочная эмоционально-фокусированная психотерапия. Необходимо научить пациента распознавать отдельные эмоции, вербализовать их и дифференцировать друг от друга. Важно проработать и вынести в сознание его привычные паттерны поведения в ответ на тревогу, неопределённость, гнев и грусть. Также необходимо расширить диапазон ответных реакций и работать над деструктивными установками по отношению к миру и человечеству.

Хорошо помогает дыхательная терапия, а также художественная терапия через танец. Следует объяснить пациенту физиологические последствия гипервентиляции и научить его справляться с тревожностью.

Дифференциация

Эмоциональный дефицит и «единственно правильная концепция мира» переполненного меридиана сердца напоминают патологию переполненного меридиана желудка. Запрет на негативные эмоции здесь проистекает не из строгости, как у переполненного меридиана желудка, и не из-за негибкости мышления, как у патологии тонкой кишки, а из-за невозможности пережить, осознать и направить эмоцию в другое психическое течение, то есть перенаправить её в конструктивное русло. Переполненный меридиан желудка распознаёт свои эмоции, но замораживает и контролирует их, сознательно трансформируя на благо своей идентичности. Он якобы «знает», как изменить мир, в то время как переполненный меридиан сердца якобы «знает», как устроен мир.

Меридиан сердца

Слабость энергии. Пугающее сумасшествие

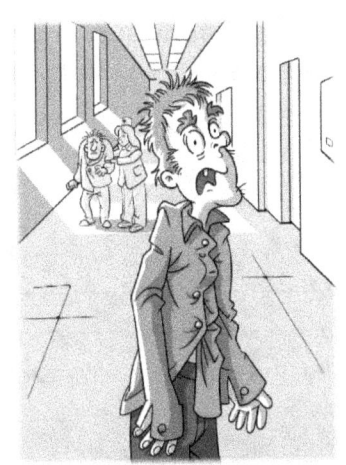

Тот, кто страдает от большой забывчивости, того покинул дух сердца... Если кому-то тяжело отвечать, то это свидетельствует о смущении сердца (Kirschbaum, 1995).

Вы узнаете этого пациента по излишней, неадекватной мимике лица, доходящей даже до кривляния. У человека с ослабленным меридианом сердца исчезает саморефлексия, как будто он постепенно утрачивает способность представлять, как он выглядит в глазах окружающих. Он может, например, чесаться или высунуть язык во время разговора. В целом его поведение может напоминать поведение маленького ребёнка, но это вызывает у окружающих скорее беспокойство, чем смех. Иногда его тело может как бы застывать, а взгляд фиксируется в одной точке, словно он погружается в ступор.

Образ слабого меридиана сердца
Сбой этого меридиана довольно опасен и, как правило, тяжело переносится. Сначала происходит нарушение эмоциональной энергии. Человек перестаёт воспринимать эмоции окружающих и неадекватно их интерпретирует; как правило, они его пугают.

Особенно он не может переносить агрессию, резкие выплески эмоций, наблюдать, как кто-то кричит, ругается или ссорится — это его смертельно пугает, и он замыкается в себе или прячется. Эмоции человек с перегруженным меридианом сердца может воспринимать только ментально, т.е. ему можно объяснить эмоцию «он радуется» или «он огорчился», тогда он её поймет или её вспомнит, но это не означает, что он её прочувствует. Во всяком случае, ментальное понимание эмоций ещё возможно, даже когда эмоциональное уже потеряно.

Но самое страшное для пациента — это прерывание потока ментальной энергии, страх потери памяти и возможности мыслить. Сначала он не понимает, что с ним происходит. У него возникает ощущение, будто кто-то сверху вдруг отрезает ему возможность думать, сосредотачиваться или что-то вспомнить.

Пострадавший, как правило, поначалу не решается рассказывать кому-либо об этом, потому что сам не может объяснить этот феномен. Когда это состояние начинает повторяться всё чаще и чаще, у него возникает ощущение, что его разум функционирует как сломанный телеграф, который посылает помехи и искажает доступ к информации — это начинает пугать его всё больше и больше.

Затем появляется страх «вообще начать думать» или сосредоточиться на чем-то, «а вдруг опять оборвётся связь?!». В результате возникает ощущение полной беспомощности, так как прерывание ментального потока невозможно самопроизвольно прекратить. Отсюда появляются параноидные фантазии, будто кто-то управляет извне: захочет — включит, захочет — выключит.

Когда пациент находится в полном сознании, ему хочется плакать. В периоды покоя чувство страха от учащения прерываний мыслительного потока и страха потерять рассудок возрастает. Если в это время не предоставить психологическую или психиатрическую помощь, может начаться психоз. Поведенчески иногда наблюдаются кататонические реакции или замирание, когда пациент находится в состоянии рассредоточенного зависания в одной точке. В это время у пациента возникает чувство, будто происходит как бы подзарядка энергии.

Восприятие мира без обдумывающего и оценочного когнитивного компонента может оставаться ненарушенным в течение длительного времени. Например, человек с застоем в меридиане сердца может наслаждаться природой. Контакт в группе возможен для него, скорее, через общее физическое участие, через деятельность, такую как зарядка, эрготерапия, трудовая терапия или танцевальная терапия, а не через интенсивное коммуникативное взаимодействие.

Какая психодинамика приводит к слабости меридиана сердца?

Здесь мне, к сожалению, трудно описать психодинамику, так как, по моей гипотезе, она не связана с неправильным или дефицитным воспитанием. Родители пациентов отмечают, что ребёнок был эмоционально маловосприимчив с раннего детства, немного аутистичен в своих реакциях, но при этом всё же привязан к своим родителям.

Сбой меридиана произошёл для них неожиданно, а сам пациент мало что может о себе рассказать из-за слабости саморефлексии. Родители пациентов, по наблюдениям, боязливы и чувствительны, иногда гиперчувствительны.

В семьях с дефицитом энергии меридиана сердца прослеживаются трансгенерационные проблемы, связанные с психической болью, травматизацией и сильным горем. Мной замечено, что в предыдущих поколениях происходили случаи убийств и самоубийств, переживалась экзистенциальная угроза жизни.

Коррекция слабости меридиана сердца

Люди со слабым меридианом сердца могут иметь психотические расстройства, посттравматические расстройства и различные формы умственной отсталости. Лучше всего помогает пациентам, если терапевт в контакте сам больше рассказывает, а не расспрашивает. Отвечая на вопросы, пациент ещё больше пугается и расстраивается, наблюдая свой дефицит. Пациенту следует просто объяснить, что с ним происходит, и успокоить его. Человеческий контакт для них очень важен, и их нельзя оставлять надолго в одиночестве. Показана психотравматерапия, некоторым помогает брейн-споттинг и ДПДГ (десенсибилизация и переработка движением глаз — *прим. авт.*).

Сначала нужен покой и успокоение тревожности, а затем активная терапия. Особенно важно поддерживающее и щадящее окружение в момент кризиса. Лучше всего помогают спокойные, милосердные и сострадательные люди, которые следуют своей ежедневной рутине. Перемены обстановки, переезды и резкие изменения окружения не рекомендуются.

Хорошо помогают прогулки на природе. Во время танцевальной или эрготерапии пациент отвлекается от своих тревог и страхов, что снижает уровень беспокойства. Также полезно читать биографические записи, листать семейные альбомы, мягко и ненавязчиво восстанавливать и укреплять память.

Резюме

Как мы видим, этот меридиан связан с вселенской любовью и доверием к миру и Творцу. И хотя сбой в функционировании этого меридиана может первоначально проявиться на когнитивном уровне пострадавшего, я предполагаю, что в основе психодинамики всё же лежит эмоциональный и духовный дефицит, который впоследствии приводит к сбою в ментальности. То есть сбой ментального плана является вторичным.

Сбой меридиана ведёт к появлению чувства страха, с которым патологии меридиана пытаются справляться по-разному, компенсируя эмоциональный дефицит через ментальные механизмы.

Пассажиры, терпящие крушение самолета, пишут близким СМС о любви. Они не пишут, кто и что должен получить в наследство, или кто должен закончить их архиважную работу, они пишут своим близким о том, что они их любят. Любовь — это самое важное, что останется после смерти.

Мать Тереза на вопрос, что она хотела бы изменить в своей жизни, ответила — «больше веры!» Многие люди понимают это в конце жизни и желают себе больше веры, меньше беспокойства и неверия. Беспокойство стоит сил, затраченных, как потом оказывается, понапрасну. Вера в то, что всё будет хорошо, что ты не пропадёшь, и не исчезнет окружающее тебя благо, даётся, к сожалению, не многим с детства. Любовь — это постоянная работа над собой, учит нас Эрих Фромм.

Меридиан тонкой кишки

Норма, здоровое состояние. Мысль творящая

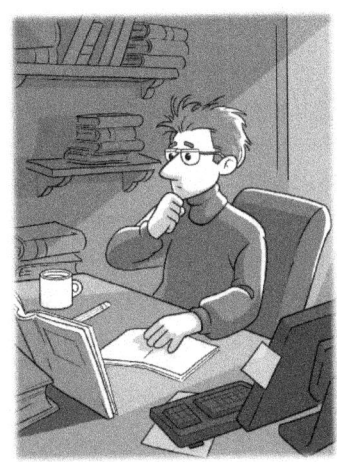

Человек с акцентированным здоровым меридианом тонкой кишки может обратить на себя внимание разве что своей рассеянностью. У него слегка расслабленная поза тела, сосредоточенность внимания идёт вовнутрь. Сосредоточенность эта лёгкая, не обязывающая, без сильной концентрации, скорее медитативное состояние оторванности от земного мира. По качеству направленности похоже на молитву, хотя молитва предполагает сосредоточенное внимание и целенаправленность. Здесь же целенаправленности нет, созерцание лёгкое, ненавязчивое и при полной открытости потоку мысли. Субъективно ощущается ток энергии вверху головы, на макушке.

Образ здорового меридиана тонкой кишки

Энергию этого потока можно представить себе как ментальное озарение, подобное состоянию рассеянного профессора, который полностью поглощён своими мыслями и исследованиями. Он может казаться немного не в себе, оторванным от окружающего мира и смотрящим сквозь вас. Например, учёный, находящийся в потоке творчества, пребывает в полной власти этого меридиана. Здесь речь идёт о ментальной деятельности высшего порядка, такой как поиск совершенно новых идей или концепций. Это ни в коем случае не процесс плагиата или анализа фактов, а именно творческое стремление к чему-то уникальному и новаторскому.

Анализ предполагает совсем другую форму энергии. На энергии здорового меридиана тонкой кишки человек работает творчески. Анализировать будет здоровая энергия меридиана почек, а обрабатывать данные в научной лаборатории, скорее всего, меридиан селезёнки.

Человек с активным меридианом тонкой кишки является абсолютным теоретиком, философом, способным проникнуть мыслью в самые глубины сознания микро— и макрокосмоса и извлечь оттуда невероятные данные. Именно на энергии этого меридиана основаны древнегреческие философские трактаты и буддийские тексты. Этому учёному не нужны ни экспедиции, ни лаборатории — его поле деятельности — мысль. Мыслительная деятельность представляет для него самую высокую ценность. Cogito ergo sum — я мыслю, следовательно, я существую. Это изречение Декарта как нельзя лучше передаёт смысл вышеописанного.

Когда объект изучения находится в потоке энергии меридиана тонкой кишки, он как бы оказывается в голографическом пространстве, где одновременно доступны перспективы с различных сторон. Это больше похоже на созерцание, чем на прямое рассматривание или концентрацию.

Процесс ментального творчества ещё плохо описан в психологии, потому что он надвербален и очень интуитивен. Термины, которые встречаются в учебниках психологии — такие как «flow», «мозговой штурм» или «креативность», являются самыми приближёнными к этому процессу понятиями.

Типичный представитель здорового меридиана тонкой кишки — это лёгкий интроверт, не потому что он мизантроп, а потому что межчеловеческая коммуникация отвлекает его и мешает ловить идеи из воздуха. Учёный берёт творческий отпуск и едет писать в одиночестве свой трактат. Медитирующий отшельник или буддийский монах покидает общество, чтобы погрузиться в поток ментальной энергии этого меридиана. Не надо его путать с аскетом, преследующим цель истязать свою плоть. И хотя для людей с акцентуированностью на здоровый меридиан тонкой кишки физическое тело действительно не имеет большой ценности, впрочем, как и сама жизнь, цель у них совсем другая. Они хотят слиться с Абсолютом Всезнания, и только ментальность имеет к этому доступ. Из всех созидательных энергий самая высокая — это Мысль.

Люди со здоровым меридианом тонкой кишки терпеть не могут конформизма, суеты и мракобесия. Групповая работа им скорее будет мешать, чем помогать. Этого, к сожалению, упорно не хотят понимать школьные учителя. Качественное созидательное мышление возможно только в одиночестве.

Хотя человек со здоровым меридианом тонкой кишки достаточно толерантен, он никогда не будет общаться с людьми, интеллектуально не развитыми, а обсессивных, педантичных будет активно избегать — они сковывают интеллектуальный дух. Строгость, деструктивная бюрократия для них невыносимы и могут выбить меридиан из строя.

Какая психодинамика способствует развитию здорового меридиана тонкой кишки?

Для здорового развития меридиана тонкой кишки необходимо воспитание, которое включает в себя много свободного времени для детей, отсутствие жёстких правил и строгих границ. В семье подчёркивается ценность самостоятельного и творческого мышления.

Сказки, мифология и философия — это то, что ребёнок здорового меридиана тонкой кишки впитывал с молоком матери. Мечта и полёт фантазии, высококачественное интеллектуальное обучение, энциклопедические знания были главными ценностями воспитания этой семьи. Этот меридиан, как правило, достаточно аристократичен, но не надо понимать это буквально. Достаточное интеллектуальное воспитание непременно даёт хорошую базу для развития этого меридиана, но не это самое главное.

Главное — это научиться расправлять крылья фантазии, летать далеко и думать чисто. Именно чистота наших мотивов, побуждений и мыслей ответственна за нашу судьбу; поступки всегда второстепенны. Мысли создают нашу сущность, а духовность достигается очищением мысли от сора. Отношение к мысли как к физической данности, умение с ней обращаться, умение её синтезировать, а не бездумно повторять — вот что лежит в основе умения думать.

Меридиан тонкой кишки

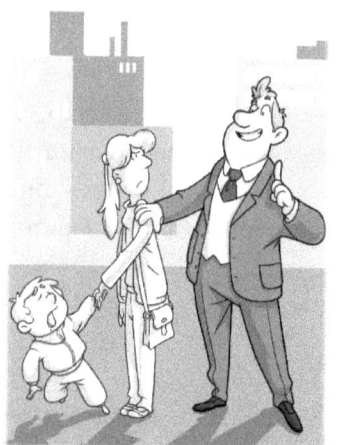

Переполненность энергии, застой. Словоблуд. Пустозвон

У пациентов с застоем энергии в меридиане тонкой кишки наблюдается неуверенное телесное восприятие и размытость границ. Они могут ощущать себя как невидимки, принимая различные обличия в разные дни: сегодня к вам на приём придёт один, а завтра совсем другой. Для них сложно уловить свою собственную сущность, и они часто испытывают затруднения в описании своего характера. Кроме того, такие пациенты могут жаловаться на мигрени и боль в затылке и висках.

Образ переполненного меридиана тонкой кишки

Позвольте мне назвать человека с застоем энергии в меридиане тонкой кишки «пустозвоном». На вопрос «кто ты?» он ответит примерно следующее: «А может ли человек вообще кем-то быть?» и многозначительно посмотрит на вас, чтобы затем погрузиться в рассуждения о природе общества и вселенной. При прощании вы будете очарованы его умом, и если вы не станете углубляться во впечатления от сегодняшнего знакомства дальше, то оно и останется на этом уровне. Однако, если этот диалог заденет вас серьёзно, то, помозговав пару часов, вы вдруг придёте к выводу, что весь этот разговор не что иное, как чушь собачья, и удивитесь, как вас вообще туда занесло.

Человек с переполненным меридианом тонкой кишки разговаривает и знакомится с людьми очень охотно. Он не старается, чтобы его поняли, и на самом деле он и сам себя не понимает. Ему вообще трудно сидеть на месте. В своей профессии он часто чувствует себя потерянным и не знает, как его занесло в эту область. Он, как правило, не задерживается на своих местах работы, меняет их часто, иногда даже переходя в совершенно противоположные сферы.

Без работы он никогда не останется, работёнка для него всегда найдётся. Хотя человек с застоем в меридиане тонкой кишки вряд ли станет относиться к ней серьёзно. В пунктуальности его тоже нельзя уличить. Как правило, работодатель прощается с ним с искренним разочарованием — ведь он возлагал на него такие надежды.

Пациент с переполненным меридианом тонкой кишки постоянно находится в ментальном поиске и компенсирует своё незнание болтовнёй. И здесь не то чтобы ему не хватало интеллекта, у него просто нет возможности сконцентрироваться и сосредоточиться на чём-то одном. Обычно он ничего не доводит до конца. Это тот, о котором говорят: умный, но бросил университет; умный, но не занимался карьерой. У него всегда хватает идей, но они, к сожалению, не плодотворные, и, кроме того, он перегорает быстрее, чем может их воплотить.

Людей с переполненным меридианом тонкой кишки полным-полно среди младших научных сотрудников и ассистентов. Это те доценты, которые заканчивают предложение, не помня, с чего начали. Они подобны актёрам древнеримского театра, где создание пространства для эмоциональной проекции ценится больше, чем ролевая игра.

Пациент с патологией меридиана тонкой кишки, как правило, очень хаотичен. Его эмпатия к собеседнику скорее ментально-реактивная, чем эмоциональная. Зато в группе эмоции радости и гнева он может переживать очень интенсивно, там он на недолгое время расцветает. Затем, в одиночестве, снова погружается в грусть. Свернувшись калачиком, он не отвечает на звонки не от страха снять трубку, а скорее чтобы снова почувствовать себя. Полежит так пару дней — и сам не понимает, откуда вдруг приходит активность, и мир снова обретает краски.

Какая психодинамика ответственна за перегруз меридиана тонкой кишки?

В психодинамике семьи часто наблюдается симбиоз с одним из родителей, чаще всего с матерью. Мать не только не отпустила, но и не смогла научить или, вернее сказать, помочь ребёнку различить, где «я» и где «не я». У людей с перегрузкой меридиана тонкой кишки отсутствует психическая дифференциация между субъектом и объектом.

Мать эмоционально малочувствительная, обычно занятая множеством дел вокруг дитятки, но реагирующая неадекватно на запросы ребёнка. В воспитании отсутствуют какие-либо рамки или дисциплина, но есть много суеты и псевдозаботы. В рационе ребёнка преобладает фастфуд и большое количество холодной пищи.

Ребёнок с рождения любознателен и активен в контактах, но бесструктурен и не глубок. У родителей, как правило, такой же дефицит поверхностности мышления. На вопрос психолога, знают ли родители, кем хочет стать ребёнок, они похлопают глазами и скажут: «Кем захочет. Пусть выбирает, мы не заставляем». При этом они, даже с подсказками, не смогут назвать таланты своего чада, как, впрочем, и собственные тоже.

Информационных фильтров для ребёнка в этой семье тоже не ставилось. Люди перегруженного меридиана тонкой кишки ничего ментально не продуцируют в отличие от здорового меридиана и «философствуют» для вида, лишь бы покалякать, толком не изучив предмет. Они подменяют знания своими мнениями, не умея отличить одно от другого. Будут с интересом смотреть со своим ребёнком научно-популярный Дискавери канал, а следом ролик о том, что земля плоская и на Луну никто никогда не летал.

Коррекция застоя энергии меридиана тонкой кишки

Патологии меридиана тонкой кишки могут сопровождаться депрессивными эпизодами с перепадами настроения и диагнозами гиперактивности у детей. При сильном застое возможно развитие биполярного расстройства или состояния, приближенного к психозу, особенно в случае интеллектуального перенапряжения, например, когда отличник на последних курсах вдруг впадает в психоз от перегруза.

В коррекции этих состояний очень хорошо помогает телесная терапия, направленная на установление личных границ. Упражнения с зеркалом могут помочь повысить самосознание и саморефлексию. С детьми можно проводить занятия по эмоциональному воспитанию, используя, например, смайлики для распознавания актуальных эмоций себя и окружающих. Групповая терапия, как правило, будет более эффективной, чем индивидуальная.

Меридиан тонкой кишки

Слабость энергии. Скука

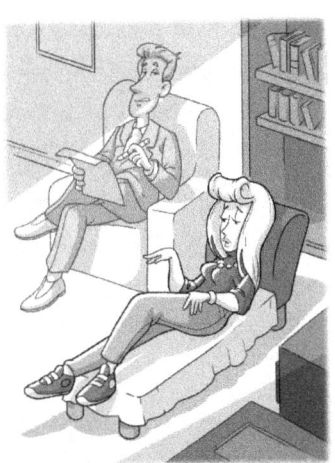

Пациента со слабостью меридиана тонкой кишки можно распознать по его особо замедленным движениям. Он не просто никуда не торопится, а медленно ходит, замедленно отвечает на вопросы и медленно думает. Он может жаловаться на странные психосоматические боли, которые резко начинаются и резко проходят — например, головная боль. У него часто возникает онемение конечностей, его покачивает, могут быть психосоматические головокружения. Несмотря на субъективное ощущение «слизняка в голове», его восприятие при этом не нарушено, а саморефлексия для подобного состояния довольно высока.

Образ слабости меридиана тонкой кишки
Молодая пациентка, пришедшая на приём к психологу, медленно входит покачивающейся походкой, медленно садится в кресло и так же медленно начинает разговор. Устало вздыхая, она рассказывает, что сегодня был суматошный день; пока она встала, сходила за хлебом, теперь вот сюда приехала, смотришь, уже и весь день прошёл.

В терапии она скорее потому, что психоанализ — это неотъемлемая часть жизни современной молодёжи. Она смутно недовольна своей жизнью, что-то всё не так. Работать она не очень стремится, благо её пока хорошо обеспечивают родители. Можно было бы купить машину, её кузина недавно купила, но куда ей на этой машине ездить? Хотелось бы уехать заграницу, вот её одноклассница хорошо живёт в Швейцарии. Она тоже туда собирается уехать, но пока не знает, когда.

Её страшно раздражают торопливые, громкие и нарциссические люди: они почему-то везде суют свой нос, что-то советуют. Она вообще устала от советов. Тётя тоже советует ей идти на работу к ней в фирму, но если она будет работать, то времени у неё останется ещё меньше, да и кому вообще помогла эта работа? Вот тётя вкалывает всю жизнь, и что? — она ведь не живёт от этого лучше. Опять тяжело вздыхает.

Пациентка выросла в семье с достатком. Её мать старалась баловать дочь и особо не перегружать её. Первую яичницу она пожарила только в 25 лет. С тех пор, как она живёт одна, она научилась готовить, особенно любит супы, поскольку считает, что жидкую пищу нужно есть каждый день.

Наша пациентка сносно училась в школе, потом родители оплатили ей учёбу в институте, но так как «по специальности достойной работы не найти», она осталась без работы. Никаких особых интересов в школе она за собой не помнит, никогда не ходила в какие-либо кружки или спортивные секции. Она хотела играть на пианино, но что-то не получилось: то ли родители не отвели, то ли занятия в музыкальной школе не подходили по времени. Любимую книгу она тоже затрудняется назвать, книг в доме была только одна полочка, и родители тоже не читали, у них не было на это времени. Она считает свою семью интеллигентной. Иногда в разговоре проскальзывает лёгкое высокомерие к тем, кто не имеет им подобного достатка.

Но в целом пациентка очень милая и мягкая женщина, она любит детей. Вообще, она бы лучше была домохозяйкой. Она мечтает выйти замуж за доброго молодого человека, не такого жёсткого, как её отец. Отец мало интересовался семьёй и ещё меньше детьми. Нет, такого мужа, как её отец, она себе точно не желает, разве что он может так же хорошо зарабатывать, как её отец. После её ухода остаётся чувство расслабленности и апатии, но без грусти. Она напоминает мне сон, где человек хочет двигаться, но не может, потому что ноги его словно ватные.

Какая психодинамика способствует слабости меридиана тонкой кишки?

В воспитании часто наблюдается разбалованность и интеллектуальная заброшенность, отсутствие достаточных возрасту требований. Всё выхватывается у ребёнка из рук и делается за него. «Не лезь, не высовывайся, посиди, отдохни — ты и так у меня самый лучший». Наблюдается также слабое когнитивное воспитание. Духовным и ментальным развитием ребёнка родители пренебрегали, причины для этого могут быть совершенно разные.

Мышление толпы вполне достаточно для этой семьи: без обдумываний, размышлений и оценок. Ребёнку не надо ничего производить ни ментально, ни материально. Он окружён скукой. Иногда в пубертате пробует вырваться из царящей в его болоте скуки с помощью компьютерной, алкогольной или любой другой, актуально подвернувшейся на его пути зависимости.

Ментальная энергия у слабого меридиана тонкой кишки течёт так медленно, что человек даже не успевает её оформить в мысль. У людей с недостатком энергии в меридиане тонкой кишки ощущение, что эмоция слишком быстра, а уж за мыслью вообще не угнаться в этом состоянии. Они берегут себя от перегруза, у них сильная мотивация избегания по жизни.

И правда, перегруз чувством долга, ответственностью и работой может довести их до депрессивного психоза. И ещё у них часто встречается деструктивная установка, «что там, у соседа, трава зеленее». В состоянии здесь и сейчас слабая неудовлетворённость окружением и миром, без толкового объяснения или идеи. Их депрессия становится достаточно комфортным состоянием, и если их оставить в покое, она может длиться десятилетиями.

Дифференциальная диагностика

Люди со слабым меридианом тонкой кишки довольно приятны и толерантны. Но не следует путать это с толерантностью здорового меридиана желудка. Здесь толерантность основана на апатии и незаинтересованности, а не на всеприятии.

Депрессивность похожа на слабость меридиана лёгких, но там есть глубокое чувство меланхоличной грусти, в то время как слабый меридиан тонкой кишки скорее апатичен.

Могут возникнуть трудности в разграничении пассивности этого меридиана со слабым меридианом селезёнки — там такое же желание убегать от усилий. Меридиан селезёнки мечтатель, оторванный от реальности, и не способен себя организовать. Меридиан тонкой кишки не мечтает, он подозревает о своём интеллектуальном дефиците, но не намерен публично заявлять об этом.

Коррекция

Если пациента нагрузить физической активностью, ему сразу же станет легче. Однако с когнитивной перегрузкой необходимо быть осторожным. Поэтому рекомендуется начать с телесной и спортивной терапии. Когда появится немного больше энергии, можно начать работать над жиз-ненной мотивацией и принятием себя таким, какой есть. Поведенческая терапия, по крайней мере, в начале будет более уместной, чем психоанализ.

Резюме

Энергия меридиана тонкой кишки играет ключевую роль в ментальных процессах, таких как аналитическое мышление, критическое мышление и самопознание. Глубокая мыслительная деятельность необходима человеку, чтобы лучше понимать себя, свои ценности, убеждения и мотивации, что важно для личностного развития и самореализации.

Обе патологии меридиана тонкой кишки могут привести к нарушению процесса формирования личной идентичности. Перегруз меридиана может вызвать недостаток внимания и концентрации, что затрудняет осмысление истинных интересов и ценностей и приводит к постоянным поискам себя без конкретных результатов, к хаосу в сознании и к непродуктивному поведению.

Слабость энергии меридиана ведёт к невозможности достичь глубины мышления, может препятствовать глубокому анализу и пониманию себя и окружающего мира, что ведёт к чувству неудовлетворённости и желанию идентифицироваться с ближайшими объектами или образцами поведения без должного на то обдумывания.

Обе патологии меридиана тонкой кишки могут влиять на расстройство привязанности в отношениях. При дефиците энергии этого меридиана человеку может быть трудно строить глубокие духовные связи с партнёром, что может привести к поверхностным и непродолжительным отношениям. В случае стагнации энергии могут возникать проблемы с удержанием отношений на долгий срок из-за стремления к поиску новых приключений или из-за ощущения давления и привязанности со стороны партнёра. В обоих случаях основной причиной является потеря идентичности и недостаток самопонимания.

Лет двести назад европейская философия противопоставила идее «страшного суда» прогресс: теперь мы все — или почти все — веруем в науку и прогресс. Мы образованны, но не разумны, и нашими критериями благополучия стали прагматичные бытовые вещи. Для практики не важна фундаментальная теория, так всё обессмысливается. Раньше познание имело смысл, наверное, современная наука, если будет продолжать в том же духе, всё же распадётся или преобразует свои нормы и ориентиры.

Меридиан мочевого пузыря

Норма, здоровое состояние. Созерцательный натуралист

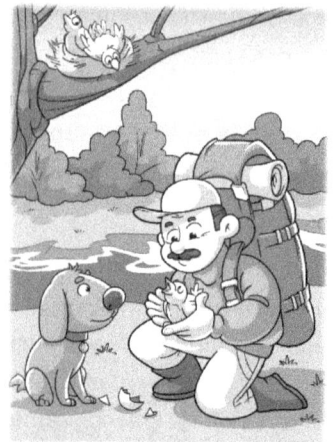

У человека со здоровым меридианом мочевого пузыря существует полное единение и даже, можно сказать, слияние с природой, растворение в ней. Ничто не сравнится с красотой нашей планеты Земля в её бесконечном разнообразии ликов: птица поющая, круги на воде пруда, камень молчащий, ручей журчащий. Природа прекрасна в любом своём проявлении: свет молнии и звук грома с проливным дождём, пышущий мёдом луг или солёный ветер океана в лицо. Человек с нормальной функцией меридиана мочевого пузыря считает, что на Земле есть всё необходимое для счастья. Главное — широко открыть глаза, прислушаться и воспринять красоту мира всеми чувствами своей души.

Образ здорового меридиана мочевого пузыря

Человеку с акцентированным меридианом мочевого пузыря необходимо время от времени выбираться из каменных джунглей городской суеты. Даже если это возможно лишь на выходных, он должен насладиться природой: пройтись по парку, побродить по лесу, посидеть на берегу озера, насладиться тишиной. Ему нужно побыть в медитативном состоянии Дао, расслабиться и зарядиться энергией природы.

Это не когнитивная медитация, это подзарядка внутренних энергетических батарей. Энергия течёт как снизу, из недр плодородной земли, так и сверху спускается мягким туманом с неба облаков. Созерцательное восприятие, открытие себя миру во все его стороны — вот что ему нужно.

Природе можно доверять; она для всех едина и любит тебя безусловно, просто за то, что ты есть и являешься частью её самой. Мы все дети этой планеты. Отпустив себя, слившись с природой и миром, можно стать большим, как Бог Вездесущий, и равно так же уменьшиться до размеров самой маленькой песчинки и затеряться на дне океана. Ты самый большой и одновременно ты самый маленький — ты всё, и ты ничто.

Снимаются все социальные барьеры, все внутренние комплексы становятся незначительными, теряются в вечном потоке жизни. «Жнец милосерден: сожнёт и свяжет, поле опять прорастёт травой».

Формы жизни и сам человек бесконечны. Всё течёт и изменяется, нельзя войти в одну реку дважды, но некоторые вещи остаются самими собой только в своём вечном движении и постоянном изменении, как, например, человеческая жизнь.

Всё вокруг течёт и меняется, а ты остаёшься самим собой. Существует то внутреннее ядро души, которое ты имел и в пять лет, и в тридцать, и в пятьдесят, и будешь иметь в восемьдесят. Твоя жизнь бесконечна и останется жизнью даже после смерти. Это не вера в Логос, в Бога или в Прогресс, это Вера, которая черпается из самого течения и многообразия мира, из наблюдения его постоянного преобразования — это вера язычника, друида или джайниста. Пусть никогда ни одно живое существо, каково бы оно ни было, не узнает горя — так хочет человек со здоровым меридианом мочевого пузыря.

Он — натуралист, который любит всё живое и способен разговаривать с растениями, животными, и даже камень может ему поведать свою историю. Человек с нормой меридиана мочевого пузыря активно заботится о животных: подбирает птенчика, пригреет бродячую кошку. Домашние животные для него источник любви и радости.

Он заботится глобально об экологии Земли, и эти действия весьма земные, а не сводятся к политике или абстрактным идеям. Человек со здоровой энергией меридиана мочевого пузыря излучает толерантность не только словами: он принимает всех без иерархических различий. Его помощь может быть незаметна, но всегда реальна, действительна здесь и сейчас.

Он не будет говорить много красивых слов и не пытается заразить окружающих своими идеями. Он просто возьмёт и посадит куст цветов во дворе многоэтажки, а, проходя мимо, расскажет соседскому ребёнку, какая птица сейчас поёт. И делает это с таким добрым чувством, что ребёнок сразу же полюбит эту птицу.

Человек с хорошим функционированием меридиана мочевого пузыря чувствует каждый нюанс человеческого настроения. Он может точно определить эмоциональное состояние не только своё, но и окружающих. Ведь в созерцательности так много нюансов, которые не всегда можно выразить словами; часто они просто не имеют конкретного названия, но ощущаются. Пожалуй, только здоровый меридиан мочевого пузыря способен так полно охватить всё многообразие энергий как Земли, так и человека.

Он принимает всех в своё поле, словно окутывая их, но при этом не сливается с собеседником, не поглощает его и не нарушает его границы. Это окутывание больше похоже на защиту, на желание поделиться накопленной созерцательной энергией Земли, которой хватит на всех нас. Это приобщение, а не активная вербовка, это слияние без смешивания.

Сам человек с нормальным функционированием меридиана мочевого пузыря излучает спокойную радость, распространяет миролюбие и умиротворение. Его практически невозможно вывести из эмоционального равновесия. Если кто-то всё же сумеет его выбить из привычного состояния, он не будет вступать в конфликты, а предпочтёт отправиться в ближайший парк, сесть у пруда и, наблюдая за расходящимися кругами по воде, вновь обретёт свою внутреннюю гармонию. Он находит счастье в настоящем моменте, а не в стремлении к идеалам будущего. Он доволен миром таким, каков он есть сегодня, и принимает самого себя таким, какой он есть в данный момент.

Человек со здоровым меридианом мочевого пузыря часто притягивается к профессиям, связанным с экологией, природой, животными или здравоохранением. Его контакт с окружающими очень мягкий и ненавязчивый, со стороны он может показаться человеком пассивным. Он предпочитает свежую растительную пищу и часто придерживается сыроедческой диеты. Он избегает консервированных продуктов не только из-за того, что они не экологичны, но и потому, что он считает их питательность недостаточной — бо́льшая часть питательных веществ уже потеряна. Ему не требуются научные доказательства или исследования — он чувствует, что ему нужно. Он точно знает, какие питательные вещества ему необходимы в данный момент, поэтому следит за своим рационом и употребляет только то, что нужно его организму в настоящий момент.

Человек со здоровым меридианом мочевого пузыря является вегетарианцем не из-за модных убеждений, а в результате внутреннего понимания. Он редко испытывает потребность в тяжёлой, мясной пище, предпочитая лёгкую растительную еду, которую тонко оценивает и понимает. Его чувствительность к вкусам распространяется даже на экзотические или редкие продукты. Он посещает не только свой ближайший магазин, но и экзотические продуктовые лавки, если замечает недостаток нужных минералов в местных продуктах. Он обладает отличными знаниями о лекарственных растениях, и в его домашней аптечке всегда есть набор трав, которые можно использовать для тонизации, антисептики или облегчения болей.

Что нарушает ток меридиана?

Экологические преступления человек со здоровым меридианом мочевого пузыря переносит тяжело. Он и ухом не поведёт, если узнает, что политик что-то там награбил, но не останется равнодушным, когда узнает, что чиновник вывел заповедник из-под охраны, чтобы построить себе дачу. Такой человек не переносит садизма и издевательства над животными. Он не поведёт своего ребёнка в зоопарк, где перекормленные животные депрессивно лысеют за решётками — ему самому от этого становится больно. И естественно, он не может вынести изоляции от природы, это может вывести меридиан из строя.

Дифференциация

В отличие от здорового меридиана сердца, для которого главной ценностью является *жизнь* человека, человек со здоровым меридианом мочевого пузыря ценит *процесс проживания жизни* на Земле. Для него важен не столько конечный результат или цель жизни, но и сам *путь*, который он проходит во время своего существования.

Меридиан мочевого пузыря

Переизбыток энергии. Злюка и пакостник

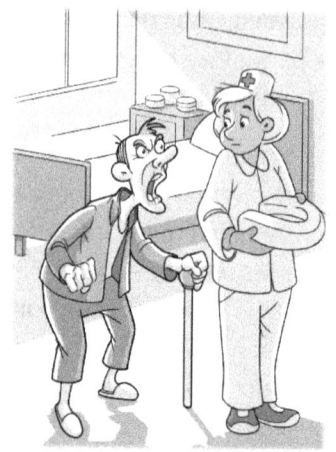

Человек с застоем энергии в меридиане мочевого пузыря чувствует себя, как повешенный. У него практически нет контакта с землёй, даже по его походке это можно заметить: он шаркает ногами. Субъективно он ощущает себя как подвешенная марионетка, или как человек, посаженный на кол. Ноги не заземлены, у него нет ни подпитки, ни корней, он просто болтается в воздухе.

У него часто тянет внизу живота, может быть непроизвольное мочеиспускание и понос. Причём энурез не как у слабого меридиана толстой кишки (который ничего не может удержать), а скорее как бессознательный протест: зловонно насолить другим, чтобы они его, наконец, заметили или даже таким образом наказать окружающих, чтобы неповадно было так с ним обращаться. Энергии для жизни мало, обессиленность происходит из-за оттока энергии вниз, поэтому всё время хочется полежать. Чувство жажды довольно интенсивное, ощущается постоянная сухость внутри, которую трудно утолить. Он ест немного, больше пьёт и принимает жидкую пищу. Для него даже молоко не питьё, а еда, утоляющая голод.

Образ переполненного меридиана мочевого пузыря

Психологически человек с избытком энергии мочевого пузыря часто раздражён и совершенно несдержан в своих аффективных проявлениях. Он часто выливает злость на других. Вспышки негативных эмоций очень быстро проходят и слабо контролируются. Он неспокоен и недоволен собой, а ещё больше окружающими.

Саморефлексия при этом присутствует, то есть он знает, что сорвался или напакостил, и может даже дифференцировать свою негативную эмоцию, но тут же багателизирует её: «Ну что тут такого!» Даже если он будет отслеживать своё поведение, стараясь его подправить, у него возникнет ощущение, будто внутри бес сидит и его подталкивает всё испортить и отреагировать невпопад. Внутри у него очень глубоко притаившаяся заброшенность и чувство одиночества.

Как правило, человек с застоем в меридиане мочевого пузыря пытается активно бороться с собственным одиночеством, присоединяясь к большой идее или к группе людей. При этом он ведёт себя как хамелеон. Находясь под влиянием группы, рьяно защищает её интересы, но не потому, что принял философию группы, а скорее для того, чтобы выразить свою накопившуюся злость и недовольство. Следует понимать, что это очень формальное присоединение к группе. На самом деле он не растворяется в ней и не может глубоко проникнуться её интересами. Его принадлежность скорее выступает как канализационная труба для его глубочайших чувств грусти и агрессии.

Он ищет группы, которые против чего-нибудь, а не за что-нибудь. Человек с переизбытком энергии меридиана мочевого пузыря скорее склонен присоединиться к толпе или группе, которая случайно попадётся под руку, а не сознательно выбирает её. Поэтому его легко может занести в любое направление, включая секты и преступные группировки.

Ещё нужно понимать, что каким бы агрессивным и раздражительным ни казался со стороны такой человек, он не является человеконенавистником. Скорее, он склонен к мелким выходкам и злобе. Неверно утверждать, что он ненавидит окружающих; они скорее раздражают его и вызывают недовольство, и он просто реагирует на это неадекватно, проявляя невнимательность к их интересам.

Он может, например, придираться к мелочам, но не потому, что педантичен, а для того чтобы выразить своё недовольство. Самому человеку с переполненным меридианом мочевого пузыря приходится часто труднее, чем окружающим кажется. У него глубокая депрессия с негативными мыслями о бренном существовании и смысле жизни.

Фантазии о самоубийстве часто остаются невербализованными, и чем агрессивнее его поведение, тем глубже они остаются скрыты от окружающих. Он частенько помышляет спрыгнуть с моста или небоскрёба. Слава

Богу, его мысли остаются, как правило, пассивными, но если ему не дать возможность слить вовремя негатив, то во время сильного эмоционального всплеска они могут стать реальностью. В токийском метро для таких людей некоторое время висели вывески: «Пожалуйста, не пытайтесь покончить самоубийством во время часа пик», пока гуманисты не добились всё же их удаления.

Переполнение этого меридиана придаёт носителю не только ощущение раздражительности, нервозности и потерянности в толпе, но и, в прямом смысле слова, чувство давления и безысходности. У людей с этой патологией непреодолимое ощущение тесноты, словно им не хватает места, и что все вокруг должны подвинуться.

Чтобы представить энергию переполненности меридиана мочевого пузыря, вспомните такие типы людей, как: нервный старик, зловонно ходящий под себя, или старушка, пробивающаяся активно через толпу и неожиданно начинающая работать локтями. Это уборщица, «нечаянно» задевающая вас тряпкой по ногам. Это раздражительный коллега, который всё время то включает, то выключает радио, мешая вам работать. Это оперная дива, доведшая обслуживающий персонал отеля до слёз. Это военный, бесцельно гоняющий солдат на плацу до изнеможения. Это сектант или фанатик, активно борющийся с противником; он готов всех дергать, но уничтожение других не его цель. Человек с переполненным меридианом мочевого пузыря проживает свою нарциссическую травму, привлекая к себе деструктивное внимание.

Человек с переполненным меридианом мочевого пузыря не имеет мотива власти в группе; скорее он чувствует себя винтиком в системе. Но его зловредность легко спутать с властолюбием. У него нет постоянных ценностей; они зависят от того, к кому он в данный момент примкнул. При внимательном рассмотрении заметно, что названные им ценности временно заимствованы, но внутренне не проживаются. Субъективно они не считают себя больными; по их мнению, больны скорее окружающие и даже всё общество в целом. Поэтому вы столкнётесь с сильным сопротивлением, пытаясь отключить человека с переполненным меридианом мочевого пузыря от его патогенного образа жизни.

Какова психодинамика переизбытка энергии мочевого пузыря

В психодинамике развития ребёнка с патологией меридиана мочевого пузыря наблюдается эмоциональная и духовная заброшенность в семье. Это не означает, что родители не уделяли ему времени, скорее, ему не хватало любви. Это латентный, часто незаметный для всех, включая самого ребёнка, дефицит любви и собственной идентичности. Ребёнок не был замечен и не был выделен среди других; его скорее просмотрели, чем недосмотрели. Он находился с членами семьи только в формальных отношениях.

Ему не передали ни внутренние ценности родителей, ни чувство тесного эмоционального контакта. Это может произойти, например, когда кризис взаимоотношений между родителями приходится на критичный возраст развития.

Ребенок формально накормлен, но его эмоциональный и духовный мир игнорируется, потому что на это не хватает сил. Или, когда ребёнку не дали места, и ему просто не продохнуть в семье из-за постоянных забот и хлопот взрослых.

Ребёнок с переполненным меридианом мочевого пузыря чаще всего воспринимается как бремя и игнорируется в своих нуждах и эгоцентризме. Глубже анализируя психическую сторону этого расстройства, можно предположить, что его основой является расстройство привязанности.

Нарушение толерантности и здоровой дифференциации между собой и другими становится причиной застоя энергии в меридиане мочевого пузыря. Собственное самовосприятие ребёнка как «я есть» игнорируется в его взаимодействии с окружающим миром. Внутренний конфликт ребёнка при этом звучит приблизительно так: «я никому не нужен» против «мне никто не нужен».

Если один из родителей, испытывая чувство вины за недостаточное внимание к воспитанию, время от времени компенсирует это через гиперопеку, то ребёнок, стремясь идентифицироваться с этим излишним проявлением любви, может начать идеализировать себя. Как защитная реакция, выбирается завышенное чувство собственной значимости, которое впоследствии может привести к преувеличению собственных достоинств и склонности к самолюбованию. У нарциссов от идеализации до обесценивания один шаг. Пережитое пренебрежение и презрение, как защита психики, могут быть подавлены и выливаться на окружающих. Если попытаться критиковать такого ребёнка, можно почувствовать всю его боль на собственной шкуре.

Дифференциация

В нарушении границ и грубости к окружающим много сходства между переизбытком энергии меридиана мочевого пузыря и меридиана лёгких. В застое меридиана мочевого пузыря наблюдается дефицит самодифференциации, когда ребёнку не объясняют, что каждый человек любит разные вещи, и это нормально. Размытые границы и страх пренебрежения приводят к эгоистичному восприятию мира: «либо ты за меня, либо против меня». Меридиан лёгких в застое не ощущает границ (в основном физических), в то время как меридиан мочевого пузыря их нарушает, но осознает их существование.

Коррекция избытка энергии меридиана мочевого пузыря

Люди с застоем энергии в меридиане мочевого пузыря могут страдать от депрессии, мыслей о самоубийстве и энуреза. Лучше всего лечить таких пациентов в амбулаторных условиях. Для того, чтобы разбить их деструктивное восприятие мира, им необходима заботливая и терпеливая поддержка. Групповая терапия может оказать положительное влияние, поощряя саморефлексию и поддерживая здоровый нарциссизм. Для таких пациентов полезны практики заземления и контакт с природой, такие как прогулки и походы.

Меридиан мочевого пузыря. Слабость энергии меридиана. Беспокойный угодник

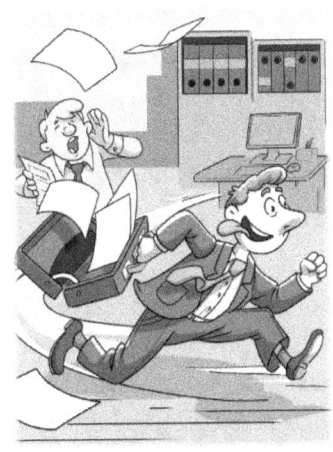

Бегу от Ивана Ильича по поручению Василия Петровича к его дяде Михаилу, и по дороге мне ещё нужно заскочить к Марье Ивановне, поэтому у меня сейчас нет времени разговаривать с вами. Примерно так будет происходить ваше первое знакомство с человеком, у которого ослаблен меридиан мочевого пузыря. В его расписании на сегодня огромное количество дел и поручений, и вчера не было по-другому.

Поручения других людей он схватывает на лету и сразу же предлагает свою помощь. Часто он, даже не дослушав до конца суть проблемы, уже летит её выполнять. В спешке он что-то забыл, что-то уронил, что-то не расслышал и, следовательно, не всегда выполняет задачу правильно.

У него много контактов, но мало друзей, скорее, приятели. Знакомства заводит мгновенно, легко, как будто между делом. Люди при знакомстве с ним сначала просто в восторге: он такой услужливый, внимательный, готовый помочь. Даже совестно как-то становится, что он себе в ущерб так бескорыстно готов вам помогать. Но через некоторое время наступает сильное разочарование: он обещал и не сделал, сказал и забыл, пропал в самый ответственный момент. Он очень сильно подводит и, в общем, оказывается не таким, каким себя изначально выдавал. Человек со слабым меридианом мочевого пузыря вызывает сильную фрустрацию и горькое разочарование.

Хлопочет он больше по делам других. Своих дел у него немного, да и подождут они. На тему собственной биографии человек со слабым меридианом мочевого пузыря разговаривает не очень охотно.

Обычно у него хороший аттестат, но нет законченного профессионального образования. На работах он также долго не задерживается.

В личных отношениях, как правило, также наблюдаются неустойчивость и частые смены партнёров. Контакт с людьми у него довольно поверхностный. Он как бы всё время поворачивается к вам боком, ускользает от вас, не даёт возможности толком разглядеть себя. Профиль показал — и сразу помчался дальше. А куда бежит, зачем? — он и сам толком не знает. Делает всё очень быстро и беспокойно.

Человек с ослабленным меридианом мочевого пузыря питается как попало. Для него не имеет значения, холодная или горячая еда, и он может спокойно употреблять фастфуд в течение недель, не обращая внимания на качество пищи. Он не привередлив в еде. В своём выборе профессии склоняется к коммерческим сферам, возможно, будет успешным торговцем или коммивояжёром.

Какова психодинамика развития слабости меридиана мочевого пузыря?

Ребёнок с ослабленным меридианом мочевого пузыря вырос в атмосфере беготни, метаний и суеты, проникаясь ими с самого детства. Его роль в семье заключалась в том, чтобы быть «мальчиком на побегушках», и за это его ценили. Однако самого ребёнка как личность то ли не заметили, то ли у родителей не хватило времени на него. Главное, что он усвоил в семье, — это необходимость быть услужливым.

Чувство необходимости и полезности стало бальзамом для его души. Остаться невостребованным и ненужным для окружающих — это его главный, почти саморастворяющий потайной страх. Положительные оценки о себе он принимает с недоверием, так как для него они являются лишь временным утешением в условиях дефицита нарциссизма.

Ребёнок искренне верит в свою никчёмность. В семье, как правило, существует авторитарный и раболепный стиль воспитания. Хотя не было заброшенности, но была поверхностность психического контакта и унижение индивидуальности. Взаимодействие ограничивалось односторонними запросами семьи, а обратной связи не ожидалось. Ребёнок не мог открыто и свободно выражать свои желания и потребности. Самовосприятие родителями не поощрялось, а выражение личных желаний часто игнорировалось или отвергалось.

Для такого ребёнка дисциплина в школе представляет собой особую сложность, и он часто пытается избежать её. Для учителей он всегда оставался загадкой: кажется, у него восхитительная память, он быстро усваивает материал, но иногда не может сконцентрироваться на подготовке к экзамену, или просто не желает этого делать. Их надежды на него часто разбивались, что вызывало разочарование у его любимого учителя.

Дисциплина в школе даётся такому ребёнку тоже непросто, он старается и здесь от неё убежать. Для учителей он всегда оставался загадкой: вроде бы восхитительная память, схватывает материал на лету, а сконцентрироваться на подготовке к экзамену то ли не смог, то ли не захотел. Такие надежды подавал — жаль парня, — досадует его любимый учитель.

А сам парень вроде как и не расстроился совсем: подумаешь, ещё вся жизнь впереди. Подросток со слабым меридианом мочевого пузыря о жизни не очень-то задумывается. Во-первых, он просто не успевает сам себя воспринять, а, во-вторых, он ищет кратковременного нарциссического удовлетворения, в долговременное он не верит. А если вы его подробнее расспросите, то он, скорее всего, сможет себя описать через восприятие других, а не через своё собственное.

У малышей со слабостью энергии в меридиане мочевого пузыря, скорее всего, был длительный энурез и плохой сон из-за сильно перевозбуждённой нервной системы. Гул (а не звон) в голове может даже со временем развиться в тиннитус (восприятие звуков в ушах или голове в отсутствие внешнего источника этих звуков. Часто описывается как звон, шум, свист или пульсирующий звук — *прим. авт.*).

Коррекция слабости меридиана мочевого пузыря

Пациент со слабостью мочевого пузыря может иметь такие психические расстройства, как неврастения, депрессия, расстройства сна, энурез и синдром выгорания.

Психотерапевтически ему очень подойдёт психоанализ. Он не испытывает страха перед продолжительным пребыванием в стационаре и умело использует льготы, предоставляемые болезнью. Важно замедлить его темперамент, успокоить его и перенаправить энергию на заботу о себе.

Психотерапия должна включать в себя работу с дефицитом нарциссизма, а также поощрение и поддержку. Его надо чаще хвалить и «гладить по головке». После того как проработаны нарциссические травмы детства, пациент может присоединиться к конструктивной терапевтической группе для работы над расстройством привязанности и развитием чувства единства с другими. Также ему могут быть полезны медитативные техники, цигун и йога для восстановления границ и укрепления ощущения собственной целостности.

Дифференциальная диагностика

Выгорание у человека со слабым меридианом мочевого пузыря имеет отличительные особенности по сравнению с выгоранием, вызванным избытком энергии в меридиане лёгких. Он внешне проявляет самодовольство и самостоятельность, не теряется в толпе в процессе выполнения рабочих задач. Его главная цель — удовлетворить конкретного человека, чтобы чувствовать себя нужным и любимым. В случае выгорания, связанного с застоем энергии в меридиане лёгких, есть стремление показать себя перфекционистом, быть лучшим в выполнении задач, чтобы быть выделенным. Хотя у обоих типов выгорания есть элементы суеты и беготни, преследуемые ими цели различны.

Резюме

Ценность меридиана мочевого пузыря проявляется в уважении ко всему живому на планете Земля с её разнообразной природой. Каждый элемент — камень, человек или червяк — считается одинаково ценным, без установленной иерархии. Пространство жизни приобретает особое смысловое значение, где ценность существования каждого индивида уникальна. Каждый человек считается неповторимо ценным в своём творении, и поэтому пространства жизни предостаточно для всех.

При патологии меридиана мочевого пузыря происходит нарушение взаимодействия с окружающим живым пространством, что приводит к потере базового чувства принадлежности. Человек испытывает нехватку пространства и признания, либо не получает их в достаточной мере. В ответ на это он может проявлять агрессию и стремиться к особому выделению себя, чтобы привлечь внимание и получить признание, восстанавливая таким образом нарушенное равновесие.

Да, вы правильно поняли. В основе патологий меридиана мочевого пузыря лежат чувство отчуждения от любящих объектов и нарушенное представление о себе. Выстраивание защитных реакций, таких как нарциссизм или угодливость, дополнительно отдаляет человека от настоящих привязанностей и чувства единения с миром. Постоянный поиск восстановления нарциссической травмы в социуме ещё всё дальше отдаляет пациента от природы, мешает ему заземлиться и восстановить свою энергию.

Меридиан почек

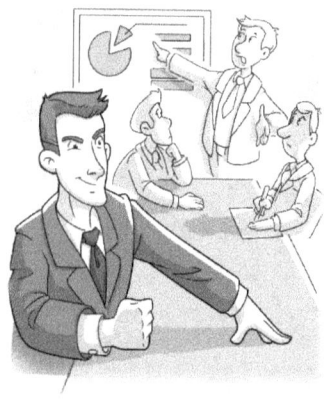

Норма, здоровое состояние.
Безупречный теоретик-стратег

Образ здорового меридиана почек
Человек с акцентированным, здоровым меридианом почек — замечательный стратег и отличный руководитель. Лидером он стал не в погоне за властью, а по результатам своей успешной деятельности. Уже в молодости он достиг многого, такой талант невозможно просмотреть, человека просто выносит на волне успеха.

Не имеет особого значения, в какой сфере деятельности он себя применил. Как правило, он остается там, куда его изначально после учёбы занесло. И не потому, что ему всё равно, что делать, а потому что он работает на мета-уровне управления, а не на уровне специалиста, а такая острота и универсальность ума, как у него, позволяет работать везде.

Специалистов он находит себе превосходных, на них у него острое чутьё, и сам очень быстро становится в новой отрасли специалистом. Вы спросите, как он их находит? Очень просто. Он проверяет их по критериям высокого качества производительности и ответственности. При этом он умеет полностью игнорировать их личностные качества — они не столь важны. Он никогда не возьмёт человека себе в команду просто потому, что его порекомендовали сверху.

Меридиан почек демократичен: ему не важно, закончили ли вы престижный колледж или вышли из низов общества. Он смотрит на ваши умения и способности; ему важен результат. А критерии результата у него очень высокие. Результат должен быть не только безупречным — этого для него мало. Результат должен быть мгновенным и точным, таким, чтобы его никогда не пришлось подправлять или переделывать.

Здоровый меридиан почек точно знает, что правильно принятое решение всегда принесет правильный результат. Принятие решения, стратегия и план — это то, что приносит результат. Всё остальное второстепенно. Построенные им дома стоят вечно, о машинах, произведённых его фирмой, складывают легенды, акции его компаний надёжно и верно растут всем неурядицам назло.

Руководитель со здоровым меридианом почек — тот топ-менеджер, кому можно платить миллионы, и он их, правда, заслужил. Он перфекционист? Абсолютный. За ним не надо исправлять ошибки, он их просто не делает. Он сам себе никогда не простит ошибки. Собственная ошибка может выбить его надолго из колеи жизни. Он это знает и потому работает особенно ответственно.

Нет, не из моральных побуждений, как думают те, кто его боготворит, а потому что человек со здоровым меридианом почек не может позволить себе сделать ошибку. Он готов при этом нести ответственность один, никогда не станет перекладывать её на других. С ошибками других он обходится принципиально легко: без жёсткой критики или обесценивания, и даже с энтузиазмом их исправляет. Ошибки других нужно уважать, на них можно учиться, — думает он. А вот если его концерн лопнет, или мост, им построенный, разрушится, то вместе с ним разрушится и он сам. Поэтому планирование, сделанное им, будет просто безупречным.

Люди со здоровым меридианом почек незаменимы в кризисном менеджменте — они действуют мгновенно и точно. Они часто выбирают себе работу в реанимации, службах спасения — не только потому, что способны молниеносно принимать решения, но и потому, что психически чрезвычайно устойчивы.

При поиске стратегии и в процессе планирования человек со здоровым меридианом почек умеет полностью отключиться от внешних раздражителей. Это драгоценное свойство его психики. Ему всё равно, что рядом кто-то паникует, плачет, рвёт на себе волосы или агрессивно агитирует — его не сбить со стратегического пути, не вывести из равновесия. Он, как идеальный криминалист, соберёт все данные, и ухом при этом не поведёт, не разрешит сбить его с правильного пути никакими манипуляциями. Он точно знает, что делает. Причём, заметьте, об этом знает только он один, и никто из его окружения.

Человек со здоровым меридианом почек собирает информацию демократично и довольно широко, но решения всегда принимает он один. Он не играет в манипулятивные игры плагиата, как делают многие его коллеги, воруя решения группы и выдавая их потом за свои. Команда этого руководителя не останется фрустрированной тем, что их предложения, в конце концов, не использовались. Он не играет в завлекательные игры типа: «мы демократично ищем выход всей командой». Ничего подобного — это игры управленца среднего звена.

Руководитель со здоровым меридианом почек — стратег, следовательно, он принимает решения, а не группа. Он выстраивает чёткую иерархию ответственности и не обращает внимания на модные течения менеджмента. Демократично он только собирает информацию. Его команда знает об этом и ценит, ему доверяют.

Происходит это потому, что обрабатывает он информацию настолько быстро, что часто его команда ещё бьётся над поиском решения для проблемы Х, а наш Стратег эту проблему уже давно решил и собирает информацию для решения проблемы У, только это мало кто заметил, а он сам «забыл» оповестить об этом группу. Все участники команды никогда не получат от него полной информации. Информация должна быть дозирована, это не дело масс, считает Стратег. И дело не в его антидемократичности. Просто зачем тратить на это время? Да и не каждый может понять его решения сразу. Его решения редко бывают банальны и общеприняты, чтоб тратить драгоценное время, всем их растолковывая. Достаточно, что он потратил время на то, чтоб объяснить их капиталовладельцу.

Время — это большая ценность, считает человек со здоровым меридианом почек. Только идиоты имеют привилегию убивать время попусту. Человек со здоровым меридианом почек может быть грубым и директивным, он не очень-то расстроится, видя, что вы обиделись. На обиды, объяснения и детские выяснения отношений у него тоже нет времени. Если это будет повторяться, он сместит вас от себя подальше или найдёт посредника, чтобы с вами, «таким излишне чувствительным», можно было и дальше продуктивно общаться. Или если ваш вклад при этом в общее дело меньше, чем его энергетические затраты на выяснение отношений, он просто вас уволит. Телячьи нежности не для меридиана почек, так же, как и этикет, всякие выходы в свет и обеды из пяти блюд. Это всё пустая трата времени и выдумки аристократов, которые не знали, как ещё убить своё время.

Сытный, плотный обед без этикета и ритуалов — это то, что нужно здоровому меридиану почек. Его пищеварению можно просто позавидовать: он переваривает всё быстро и без остатка.

Надо понимать, что скорость, с которой думает и работает здоровый меридиан почек, это не суета и метушня переполненного меридиана лёгких. Здоровый меридиан почек не суетится и не впадает в панику ажиотажа. Его решения мгновенны, потому что он схватывает всё на лету, быстро сканируя поле окружения и впитывая информацию как губка. Его психические процессы происходят, по большей части, бессознательно. Попросите человека здорового меридиана почек вербализировать, что он увидел и как он это понял, он даже немного раздражится. Ему не надо результат сканирования вербализировать и называть, достаточно, что он его просёк. А болтают — это пустомели, и зачем вам всё это знать? Важен результат на выходе, а не пошаговая деятельность. И вообще, кто дал вам право его контролировать и отвлекать от работы! Вы опять обиделись? Зря.

Всё, что мешает и всё, что неважно для принятия правильного решения, человек здорового меридиана почек мгновенно игнорирует. Почему он должен сейчас, удовлетворяя ваше любопытство, тратить драгоценное время на обдумывание того, что именно он выделил, что важно и что не важно? Он и сам, по правде говоря, не знает, отбор идёт на автоматизме и бессознательно. У него сильный практичный ум, он не очень разбирается в искусстве и музыке, он их скорее уважает, но это не то, что его воодушевляет.

Какова психодинамика развития здорового меридиана почек?

В семье ребёнка со здоровым меридианом почек рано научили брать ответственность на себя, разрешали принимать решения самому и ожидали от него при этом правильности принятия решений. За ошибки не ругали, но давали понять, что ожидают от него отличного результата, а не просто результата. Просто результата может достичь и профан, а ты, сын (или дочь), должен стремиться к тому, чтобы быть лучше, чем средний. Быть как все не надо, стыдно быть как все. Надо стараться быть лучше, чем все, учили его родители-перфекционисты.

Родители дали ему не только знания и умения, они дали ему веру в то, что он может больше, чем просто знать или уметь. Он способен развивать, экспериментировать и двигаться вперёд. У него достаточно мозгов для этого.

Свобода принятия решений, включая возможность распоряжаться своим временем, требует, прежде всего, ответственности. Это означает ответственность за то, как ты используешь своё время. Если у тебя нет таланта, а ты всё равно продолжаешь заниматься чем-то, в чем не силён, например, играешь на скрипке в надежде стать хорошим музыкантом, то это просто неумно. В такой семье подобное вложение сил обычно не поощряется.

А вот если у тебя есть талант танцевать чечётку, и ты это делаешь, даже если весь мир над тобой смеётся — то ты просто молодец. Ребёнок, обладающий здоровым меридианом почек, должен не только быть хорошим учеником в школе, но и найти свой путь и свои любимые предметы, в которых он будет выдающимся. Его научили правильно распоряжаться своими ресурсами. Он не тот, кто бросится бездумно помогать своему однокласснику, но тот, кто уважают своего друга за его мастерство.

И ещё потому, что он вчера искренне восхитился, как Петя отлично забил гол, а Маша одна в классе решила сложнейшую задачу по математике. Здоровый меридиан почек никогда не завидует, не манипулирует и искренне ценит ресурсы и способности других. Такой ребёнок вообще не склонен втягиваться в эмоциональные зависимости. Дружба его базируется на взаимоуважении, а не на влюблённом симбиозе.

Ребёнка, обладающего здоровым меридианом почек, научили чёткости и полной сосредоточенности в выполнении задачи. Если отвлекаться, когда делаешь уроки, смотря одним глазом в экран, то не выполнишь хорошо задания и не насладишься тем, что смотришь — это не рационально и глупо. Если ты занят делом, всё равно чем, отдавайся ему на полную катушку — так учили его родители.

Пожалуй, самое ценное, что ребёнок со здоровым меридианом почек вынес из родительского дома — это то, что его научили отличать важное от неважного. Его научили быть самоэффективным. Интуиция меридиана почек работает как сканирующий прожектор, охватывая всё поле, но освещает и фокусируется только на отдельных важных частях. Это качество восприятия было доведено за долгие годы воспитания до автоматизма.

Дифференциация

Человек со здоровым меридианом почек похож по своей работоспособности на меридиан селезёнки. Но он шире в охвате перспективы своей работе. Меридиан селезёнки — это мотивирующий руководитель среднего звена, идеальный исполнитель, практик. Меридиан почек, напротив, задаёт курс, но не мотивирует других на успех или не делает что-то за них; он сам себе хозяин и теоретик. Меридиан селезёнки организует окружение, наводя порядок в системе и мотивируя части системы работать эффективно. Человек со здоровым меридианом почек планирует саму систему, которая будет безупречно функционировать.

Меридиан почек

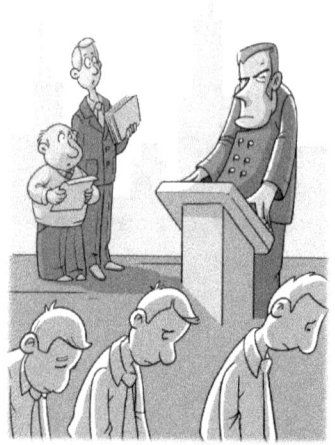

Переизбыток энергии, застой. Манипулятивный властолюб

Пациент с переизбытком энергии в меридиане почек часто соматизирует, но никогда не выражает жалобы на эмоциональное состояние или психические проблемы. Это тот пациент, который может иметь ночные кошмары без депрессии и отрицает возможность вспомнить свои сны. Происходит это потому, что он интуитивно понимает, что сны несут слишком много информации, чтобы делиться ею с другими. Мимика этого пациента неподвижна, а мышцы тела перенапряжены. Секс, спорт и игры — это то, что приносит ему некоторое облегчение и разрядку.

Образ застоя энергии в меридиане почек

Натура человека с избытком энергии в меридиане почек груба и непрошибаема. Никто не знает, что происходит у него сейчас внутри. Он делает это не от страха и не для защиты себя. Это — кратчайший путь, по его мнению, эффективно взаимодействовать с миром и манипулировать другими. Речь здесь идет о контроле и власти. Власть принадлежит тому, кто владеет информацией. Человек с переполненным меридианом почек никогда не позволит кому-то иметь информацию о своём внутреннем мире, о своих переживаниях, страхах, любви и т. д. Чем сильнее нарушен меридиан, тем меньше мимики и жестов выражения. В своей максимальной патологии лицо человека с застоем энергии в меридиане почек будет выглядеть как маска робота, Рэмбо или агента спецслужб.

Доверие к миру у человека с переполненным меридианом почек нарушено. Он контролирует свой окружающий мир наверняка и использует для этого широкий спектр стратегий поведения. Его поведение реактивное, зависит от текущей ситуации. Обычно в начале своего пути он может быть банальным льстецом и подхалимом, а когда поднимается наверх, может стать беспощадно жестоким. «Сначала я прогнусь, а потом тебя прогну» — это его философия жизни.

Человек с переполненным меридианом почек быстро продвигается по карьерной лестнице. Он никогда не упустит возможность подсидеть своего начальника и, как только появится ошибка, занять его место. При этом он способен долго и терпеливо ждать.

Манипуляция — это низшая форма ума, но он так не думает, он полагает, что он очень умён. Дружит с людьми прагматичными и алчными и втайне считает их же примитивными: власть больше, чем деньги. Для него деньги всегда лишь средство иметь больше власти. Человек с перегрузкой меридиана почек очень логичен, наблюдателен, неплохо разбирается в людях и их характерах. Активно использует в своих достижениях людей глупых и недобропорядочных: они поднимают его самооценку и их легко шантажировать. Стопка нераскрытых преступлений у полицейского на столе — это его рук дело.

Работа, по мнению человека с перегрузом меридиана почек, всегда связана с делегированием заданий. В максимальном застое он может стать безгранично криминален. Это тот, кто при необходимости может нанять снайпера и даже сам «убить свою жертву в безвыходной ситуации». Тюрьмы всего мира переполнены людьми с застоем энергии меридиана почек. Такие люди даже за решёткой пытаются установить иерархию власти. «Кто будет сегодня выносить парашу?» — вот вопрос, над которым он ломает голову в исправительной колонии.

Какова психодинамика застоя энергии в меридиане почек?

В психодинамике семьи человека с перегрузкой меридиана почек прослеживается нереализованный мотив власти и глубокий комплекс неполноценности, основанный на непризнании. Мотив власти передаётся родителями незаметно. Они подчёркивают своему ребёнку, что он по сути своей является элитарным и особенным. Трагедия здесь в том, что родители не смогли развить при этом в своём ребёнке ни талантов, ни достаточного трудолюбия, ни дать ему достаточно знаний.

Манипулирование, как форма поведения, поощрялось или, возможно, по недалёкости, просто не понималось и не замечалось родителями. В этой семье, вероятно, не было явной криминальности, но отсутствовала социализация, а мораль была перекручена. Эти поведенческие шаблоны могли проявляться достаточно скрыто. Например, родители могли считать, что месть является приемлемым способом восстановления справедливости, или что «прав» тот, кто власть имеет.

В подростковом возрасте ребёнок с перегрузкой меридиана почек сколотит компанию хулиганов, сам же их приучит к наркотикам, а потом будет жаловаться: «да, попал в плохую компанию». Родители будут согласно кивать головами — их дитя хорошее, окружение во дворе ужасное.

Ребёнок с перегрузкой меридиана почек терпеть не может идеалистов и правдолюбов. Они для него синонимы идиотизма и слабоумия. Он искренне не понимает, как можно быть таким дураком, чтобы верить в любые идеалы. Деда Мороза не существует — он знал об этом уже в три года.

Главное, что человек с застоем меридиана почек вынес из семьи — это полную власть над родителями — очень сладостное чувство. Ещё он узнал, что мир может дать ему блага, не требуя отдачи. Раз проманипулировав, он чувствует, что «это хорошо». Затем он начинает искать новые возможности, находит их и становится всё больше и больше в своих собственных глазах.

Коррекция застоя меридиана почек

Эмпатия сильно нарушена у человека с застоем энергии меридиана почек. К сожалению, её не удастся восстановить привычными методами психотерапии, такими как обучение пациента вставать на точку зрения другого или перенимание его перспективы. Коррекция в этом случае требует использования логики и практической деятельности. Постановка трудных задач, поиск их решений без возможности манипуляции помогает повысить веру в самоэффективность. В данном случае ключевое значение имеет перенаправление избытка энергии в конструктивное русло. Следует помнить, что даже здоровый меридиан почек не обладает суперэмпатией, зато он эффективен.

Меридиан почек

Слабость меридиана. Узколобый самодур

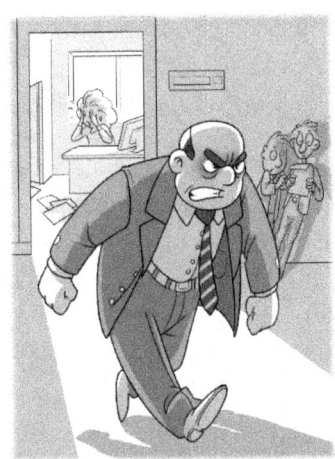

Этого пациента легко распознать по его неуспокоенности. Он будет требовать от вас новую волшебную таблетку и выражать недовольство недостатком знаний у врачей. Психотерапия ему не нужна, он хочет только таблетку, о которой вы, возможно, ещё не знаете. У него внутри организма жар, а снаружи он ощущает холод. В еде он неразборчив, довольствуется фастфудом, и, как правило, является заядлым кофеманом.

Образ слабого меридиана почек

Человек со слабым меридианом почек беспокойно активен, нервный и очень раздражительный. Коллеги считают его, по меньшей мере, холериком, а возможно, даже за спиной называют его узколобым самодуром. И это неудивительно, потому что такой человек не проявляет ни малейшего интереса к пониманию других и, кроме того, он очень негибок в принятии решений.

А идей у него хоть отбавляй. Как правило, это идеи плагиатного характера, не основательно понятые и не достаточно переваренные. Человек со слабостью меридиана почек может, например, начать читать книгу, возбудиться от неё новой идеей и, не дочитав до конца, начать выдавать идею за свою. Воплощать идею он будет, не обращая внимания на окружающих, на критику и просто человеческий разум. Он будет продавливать эту «новую идею» с сильным напором, пока, к всеобщему облегчению окружающих, не переключится на другую.

Человек со слабым меридианом почек трудно выносим как начальник, он действительно мешает работе. Но как подчинённый он также бывает не менее труден. Слабый меридиан почек делает его неуправляемым и упрямым работником. Он часто меняет место работы из-за своей склонности к конфликтам. У него сильное желание власти, и он приложит все усилия, чтобы подняться наверх и стать самостоятельным.

Надо понимать, что его желание власти основано на нарциссическом дефиците, а не на желании подчинять других, как у человека с перегруженным меридианом почек. Человек со слабым меридианом почек хочет быть признанным и замеченным, стремится к тому, чтобы сделать что-то необычное и выделиться в глазах окружающих. Однако ему часто не хватает терпения и концентрации для развития идеи. Поток его воли прерывистый, он может вспыхнуть однажды, но затем потеряет интерес и впадёт в ступор.

Сам человек со слабым меридианом почек считает себя очень креативным, активным и умным, часто сильно переоценивая свои способности. Он ведёт себя нетерпимо и несдержанно в общении с людьми. Его указания звучат примерно так: «Идите сейчас же сюда, пойдите все вон!» По его мнению, коллеги просто дураки — слишком медленные или слишком быстрые. Он приносит много беспокойства в группу, принимая необдуманные, нелогичные и незрелые решения.

Но при этом человек со слабым меридианом почек может прекрасно мотивировать других делать то, что он хочет. Иногда он даже находит последователей, которые следуют его энергии и рвению. Когда его хвалишь, он не остаётся равнодушным и очень трепетно относится к похвалам, даже если они грубые и неискренние. Человек со слабым меридианом почек достаточно наивен, он на самом деле глубоко заблуждается относительно своих непродуктивных идей.

Он никогда не берёт на себя ответственность за ошибки и просчёты, но и не склонен сваливать их на других — не коварен по своей сути. Просто он наивно верит в то, что успех может свалиться с неба без особых усилий. В принципе, человек со слабым меридианом верит в идею лотереи по жизни: можно быстро и без усилий добиться успеха и так далее. Однако его реальная продуктивность, как правило, равняется нулю.

К межличностным контактам человек со слабым меридианом почек относится амбивалентно. С одной стороны, контакты ему просто необходимы: там он сбрасывает негативную энергию, ищет публику для восхищения и подопечных, чтобы ими управлять и командовать. С другой стороны, он очень быстро от них устаёт, и они его перегружают. Лучше всего он чувствует себя в интернете, где контакт дистанцирован. Там можно без опаски реагировать, не входя в глубокие отношения, проявлять агрессию по своему усмотрению и прерывать контакты без объяснения причин.

Из-за неспокойного характера человек со слабым меридианом почек часто оказывается в спортивных клубах. Его мало привлекают командные виды спорта, где он не силён и где, кроме того, может быстро рассориться с остальными. Ему идеально подходят марафон и велоспорт; сесть на велосипед и без оглядки бежать от себя до полного изнеможения, а потом упасть вечером в кровать с гордым чувством «я чемпион» — это то, что ему нужно.

Человек со слабым меридианом почек терпеть не может, когда его поправляют, совершенно не выносит критики, а ещё он не переносит сильных эмоций. Этакие уси-пуси из уст восторженной дамы могут в прямом смысле слова довести его до бешенства. Эмоциональность для человека со слабым меридианом почек — глупость и признак слабости, так же как религия, культура и искусство, в которых он мало разбирается.

Какая психодинамика приводит к слабости меридиана почек?

В психодинамике слабого меридиана почек наблюдаются нарциссические и эмоциональные дефициты. Как правило, такой ребёнок отказывается от своих корней и обесценивает родителей как неуспешных и несостоятельных. При этом у него самого возникает чувство превосходства и субъективное ощущение: «Я могу их сильно перепрыгнуть».

На инструментальном уровне родители могли быть заботливы, но из-за собственного комплекса неполноценности не смогли дать ребёнку достаточного эмоционального развития. Дефицит саморефлексии у ребёнка со слабым меридианом почек сильнее, чем дефицит эмпатии и эмоционального восприятия других. Поэтому его контакты с одноклассниками будут амбивалентны.

Подросток со слабым меридианом почек не терпит зависимости и постарается не стать безработным, ему важно активно действовать в жизни, иначе он может получить психосоматические расстройства. Доступа к собственным эмоциям у него нет, и ему приходится переживать их всем телом: психосоматические проявления, такие как псориаз, аллергии, нейродермиты и тик-расстройства, часто становятся спутниками нехватки энергии меридиана почек.

Такой ребёнок может получить диагноз гиперактивности, а в особых случаях — импульсивное расстройство характера. Часто такие подростки спасают свою психику, убегая в компьютерную зависимость. Они нуждаются в группах, чтобы выразить негатив и поднять свою самооценку — там им это хорошо удаётся.

Дифференциация

В своей неуёмной активности меридиан почек похож на слабый меридиан мочевого пузыря. Но здесь активность направлена на погоню за новыми идеями, которые должны принести успех, а не на получение благодарности от окружающих.

Резюме

Здоровый меридиан почек дарует человеку сильную волю. Эта энергия позволяет молниеносно анализировать информацию, отделяя важное от неважного, и затем синтезировать её для принятия решений.

Процесс анализа здесь несколько отличается от мыслительного анализа на основе энергии меридиана тонкой кишки. Человек со здоровым меридианом почек — прагматичный и целеустремлённый аналитик. Он анализирует с целью качественного синтеза, в то время как аналитик здорового меридиана тонкой кишки склонен к теоретическому подходу и стремится проникнуть в глубину сути и смысла анализируемого объекта.

Сила воли дарит человеку со здоровым меридианом почек упорство в преодолении препятствий на пути к цели. Он непоколебим и способен не отвлекаться на постороннее. Его ценность заключается в способности быстро, чётко и правильно принимать решения. Он активный деятель и успешный стратег, знающий, что непринятие решения также является решением.

Патологии меридиана базируются на изменении качества воли. При недостатке энергии волевой процесс становится слабым и неустойчивым, у человека не хватает терпения и упорства в достижении целей. Ментальный процесс анализа у него незавершённый и поверхностный.

При переполненности меридиана воля становится непреклонной и упрямой. О таких людях говорят: «с железной волей». Решения они принимают в угоду подчинения своей воле, стремясь к власти как форме влияния и воздействия на других. Ментальный процесс у них фанатично зациклен и негибок.

Меридиан перикарда

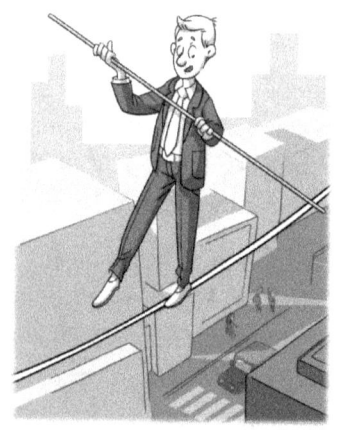

Норма, здоровое состояние. Инстинкт выживания

Энергия этого меридиана с психологической точки зрения очень необычна, потому и описание её через психологические характеристики не столь возможно. На судьбу человека она влияет лишь косвенно, но сама по себе только в редчайших случаях может быть её основой.

Энергия меридиана перикарда следит за химическим и физическим состоянием организма и отвечает за выживаемость человека. Субъективно энергия этого меридиана ощущается в области плевры и солнечного сплетения. Энергия при этом движется импульсивно снизу вверх, к перикарду.

На этой энергии происходит забота о здоровье. В здоровом своём течении это состояние ожидания, мониторинга на предмет перегрузки и стресса. Этот меридиан как бы прислушивается и сторожит. Человек здорового меридиана перикарда любит родниковую чистую воду, очень чувствителен к посторонним химическим сигналам, ядам в еде и питье, к смогу, выхлопным газам, наркотикам и алкоголю.

Человек со здоровым меридианом перикарда имеет очень чувствительное тело, точно знает, как ему удобно сесть и встать и как правильно потянуться. Этот меридиан не даст телу устать и сразу же отреагирует на границы физического перенапряжения.

Здоровая энергия этого меридиана не только обеспечивает хороший мониторинг, но и отвечает за мгновенную отчётность и скорость автономных реакций. При дисгармонии или опасности именно эта энергия побуждает человека к реагированию и отвечает за самомотивацию к действию.

У меридиана перикарда совершенно отсутствует ментальное поле. Он ждёт приказа и затем действует, имея только два состояния — аналогично мозгу рептилии. На этой энергии невозможно ни думать, ни принимать решения. Здесь преобладает только мгновенное инстинктивное реагирование. Меридиан перикарда на эмоциональном уровне распознаёт только грубые, базовые эмоции и реагирует на них импульсивно.

Ещё важно знать, что энергия этого меридиана управляет имплицитной памятью. Оттачивание движений до совершенства и автоматизма — это особенность меридиана перикарда. Русский балет, как терпеливое приложение физических усилий, или разучивание гамм пианистом с повторением до достижения виртуозности — всё это проявление здоровой энергии меридиана перикарда.

Меридиан перикарда отвечает за защиту жизни и инстинктивно накладывает табу на её самоуничтожение. Человек со здоровым меридианом перикарда не только отличается высокой физической выносливостью, но и хорошо защищён на предмет травм и опасностей.

Для развития здорового меридиана перикарда в детстве важно гармоничное спортивное развитие: теннис, плавание, танцы, конный спорт, бег и т.п. Ребёнок учится распределять и оценивать физические нагрузки, а также ловкости и стремительности реакции. Здоровая энергия меридиана перикарда важна человеку не только для того, чтобы тело не уставало, но и для выживания в экстремальных условиях.

Меридиан перикарда

Переполненность меридиана. Самовредительство

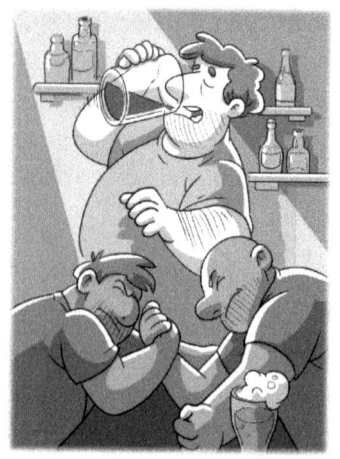

У пациента с перегрузкой меридиана перикарда наблюдается повышенный болевой порог и замедленная болевая чувствительность. В случае хронического застоя энергии человек становится неповоротливым. Субъективно он может переживать тепло или жар в организме, но с нерегулярными холодными волнами; например, ступни ног могут оставаться при этом холодными.

У пациентов с перегрузкой меридиана перикарда наблюдается пренебрежительное и наплевательское отношение к своему телу. Они могут годами потреблять лишь анаболики или различные модные пищевые добавки. Такой человек будет хвастаться тем, что выпьет ведро водки и не опьянеет. Идеи о том, как себя получше отравить, могут быть у них различными... Но что их объединяет точно, так это отсутствие чувства саморегуляции и усталости.

В основе самовредительства лежит, как правило, идея особого совершенства каких-либо телесных качеств. Тело, соответственно перенятой идеи, возводится в ценность жизни, перестаёт быть средством. Так как акцентуация этого меридиана не особо интеллектуальна, то механизмы достижения часто примитивны и архаичны. Например, жизненным двигателем становится физическая конкуренция: «Кто больше выпьет? Кто дальше плюнет? А давай на кулачки. Ну что ж за свадьба без драки? Много тела и силы — это хорошо, остальные — недоразвитые хлюпики и худышки».

К сбою меридиана перикарда может привести неравномерное распределение физической нагрузки, а также самолюбование и конкуренция. Допинг-спортсмены, гипертрофия в бодибилдинге, спортсмены сумо и женщины, страдающие от пластической хирургии, — все они являются примерами перегруженного меридиана перикарда.

Старость для таких пациентов невыносима, факт смерти пугает и часто вытесняется. Люди с перегруженным меридианом перикарда живут под лозунгом: «Я никогда не умру и не постарею».

В сильном застое меридиана у пациента ломит кости, всё его тело болит, а он не чувствует точно, где. Он стонет, кряхтит и не находит себе места.

Сбой этого меридиана может сопровождаться расстройствами телесной дисморфии и зависимостями от анаболиков и допинга.

Меридиан перикарда

Слабость меридиана. Отравление

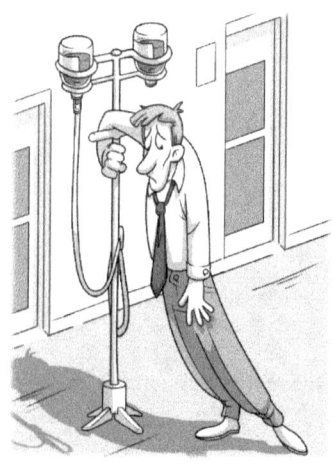

Пациент со слабым меридианом перикарда испытывает тотальную слабость. Он словно тонкая тростиночка, едва теплящийся жизненной энергии. Человек со слабым меридианом перикарда не находит себе места: не может ни стоять, ни сидеть, ни лежать — всё неудобно. Его ноги согнуты, плечи опущены. Кожа бледная, не насыщенная кровью, выглядит как пергамент.

Это скорее всего сильно больной, умирающий человек. Слабость его не от боли, не от усталости или апатии — это реальная слабость физически изможденного тела. Он уже не в состоянии переносить физические нагрузки.

У людей со слабым меридианом перикарда наблюдается густая кровь, которая не может нормально транспортировать и связываться с химическими элементами. Проявляются все признаки сильной интоксикации организма, возможны болезни крови. Коррекция должна происходить, в первую очередь, с помощью жидких препаратов и лекарственных настоек.

Резюме
Меридиан перикарда отвечает за витальность и живучесть. Здоровый меридиан перикарда регулирует адекватные импульсы поведения в рискованных для жизни ситуациях и здоровые инстинкты выживания. Он отвечает также за очищение и защиту организма от пагубных влияний извне. Здоровый поток энергии меридиана перикарда помогает человеку в приобретении навыков и поддерживает имплицитную память.

Сбой меридиана приводит к нарушению витальности, интоксикации и глобальному ухудшению здоровья.

Меридиан тройного обогревателя

Норма, здоровое состояние. Неандерталец

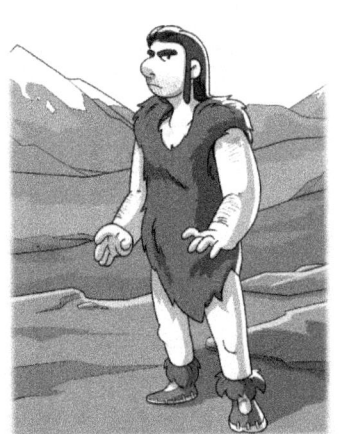

Меридиан тройного обогревателя интерпретируется очень по-разному. Для некоторых авторов он является полноценным меридианом, в то время как другие древние тексты рассматривают его как взаимодействие различных органов. Третьи делят желудок на три части и приписывают каждой из них свой аспект San Jiao. Западная медицина даже проводит параллели с системой эндокринных желёз (см. Lorenzen, 2006).

Для меня лично тройной обогреватель не является меридианом, энергия которого может управлять судьбой человека в одиночку — для этого в нём, так же как и в меридиане перикарда, слишком мало сознания. Однако, поскольку он оказывает непосредственное влияние на наше человеческое существование, неправильно было бы его относить и к чудесным меридианам. Он однозначно больше, чем просто нам свыше данный психический ресурс чудесных меридианов. Поэтому я скорее отнесу его к структурным, базовым психическим характеристикам. Хотя, вероятно, для читателя не столь важна классификация меридиана тройного обогревателя, сколь его качественные характеристики.

Образ меридиана трёх обогревателей
Представьте себе неандертальца, он твёрдо стоит на земле обеими ногами с немного приподнятым подбородком. Он осматривает пространство вокруг себя на предмет опасности, как это делают косули, оказавшись на открытой лужайке, но не встаёт при этом на цыпочки, как современные люди, чтобы увидеть дальше. Энергия сосредоточена в задней части тела и течёт снизу вверх, словно кто-то толкает его в спину, призывая к действию — ну давай, делай, пошёл.

Бдительный мониторинг здорового меридиана тройного обогревателя происходит на очень примитивном уровне. Он не улавливает и не схватывает детали и не обрабатывает информацию так, как это делает меридиан почек. Тройной обогреватель, по сути, «видит» спиной — лишь поиск опасности имеет значение. Он реагирует только на двигательные сигналы, не обращая внимания на неподвижные объекты. Для него существенны лишь факторы, вызывающие беспокойство, и только на них он реагирует. Различие между мужским и женским пока не выделено, он андрогенен.

Здоровый меридиан тройного обогревателя нечувствителен к боли. Если возникает боль, то он способен её сильно притупить. Эмоции здесь сводятся к некоторым базовым: радость, гнев, страх, которые воспринимаются как животные ощущения в животе. Эмоции высшего порядка, такие как грусть, траур, вина, для него недоступны. Ментальные процессы ограничены лишь реагированием, а интеллект, в нашем понимании, отсутствует.

Меридиан тройного обогревателя доверяет только себе и предпочитает, чтобы его спина была открыта. Он чувствует себя более надёжно с круговым обзором в 360 градусов, больше даже, чем с неподвижной скалой за спиной. Спина является самой важной и сильной частью тела, в то время как значение головы ему вообще пока мало ясно.

Ночью ему нужен костёр как средство безопасности. Он стремится находиться в группе, подобно стае, где существует чётко установленная иерархия, порядок и роль определяются физической силой. Здесь нет борьбы за конкуренцию, а скорее натуральное, естественное продвижение по иерархии внутри группы.

Меридиан тройного обогревателя не знает морали и легко прибегает к насилию, без корысти, например, в целях защиты или из-за экзистенциального страха. В группе для него не имеет никакого значения чувство культурной или территориальной принадлежности. Для того, чтобы быть принятым в стаю, достаточно просто быть человеком. Стая для него важна как форма обеспечения безопасности, а не как символ привязанности. У меридиана тройного обогревателя нет страха перед смертью. Смерть, как, впрочем, и рождение, имеют для него мало значения.

Чувство голода у меридиана тройного обогревателя притуплено, но он очень хорошо различает вкус разного вида мяса. Корешки разные — это для него не мясо. Например, мясо коровы воспринимается им совсем по-другому, чем мясо косули или мясо птицы, причём для него важна не только разница во вкусе, но, в первую очередь, сытость, которую оно приносит.

Чувство свободы передвижения и выживаемость являются ценностями меридиана тройного обогревателя. Здоровое течение этого меридиана может нарушить физическая депривация. Например, связать человека, оставить надолго в неподвижной позе или без света — это может выбить меридиан надолго из строя.

Меридиан тройного обогревателя

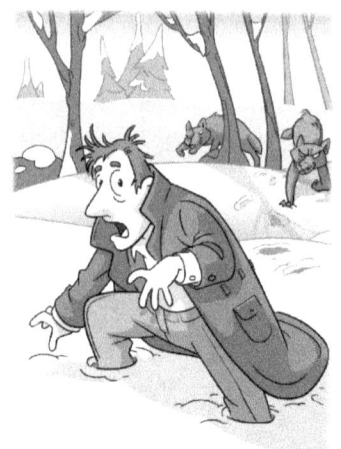

Избыток энергии. Загнанность

Избыток энергии в меридиане тройного обогревателя может привести к резкому обострению слуха. Это вызывает у человека ощущение напряженности и загнанности, «кровь бьёт в голову», а вегетативная автономная нервная система находится в полной боеготовности.

Вся сила сосредоточена в плечах и шее, неосознанно сжимаются кулаки, но ноги согнуты — лучше убежать или спрятаться, а не биться. Для успокоения человека с избытком энергии в меридиане тройного обогревателя может помочь ритмичное похлопывание в области груди по кругу против часовой стрелки — это гармонизирует. Его чувство боли притуплено настолько сильно, что даже в случае, если ему раздробит ногу, он побежит дальше и не заметит.

К застою меридиана тройного обогревателя приводят долгосрочные экзистенциальные страхи, стресс и усталость, а также нахождение в безвыходных ситуациях. Это могут быть ситуации опасности для жизни, когда ощущается, что повсюду враги и хищные звери — догонят и съедят. При этом в таких моментах страх не разделён в группе, что может быть важно, то есть полное чувство одиночества и брошенности, без поддержки. Измученность в этом состоянии скорее физическая, чем психическая.

Коррекция переполненного меридиана тройного обогревателя

Нужно хорошо отдохнуть и восстановиться. Попить воды и отлежаться в безопасном месте, выспавшись хорошо пару дней. Очень помогает таким пациентам также покачаться на качелях или пососать леденец. Это действует на психику архаично успокаивающе. Сначала пациенту нужно расслабить плечи, а затем живот. Для полноценного отдыха важно уделить этому достаточно времени.

Меридиан тройного обогревателя

Недостаток энергии. Ослабленность

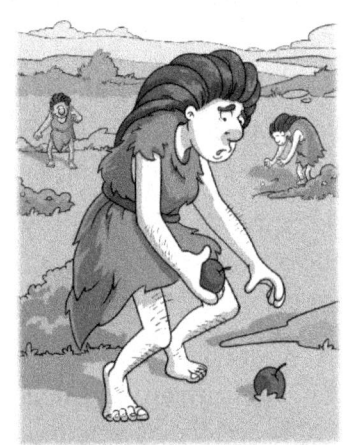

Пациент с ослабленным меридианом тройного обогревателя напоминает изнурённого старика или смертельно больного человека. Его осанка скрючена: неровная спина, плечи опущены, голова наклонена вперёд. Чувствуется общая слабость тела, ноги слегка согнуты, руки обвисают.

Субъективно он может ощущать провал в солнечном сплетении. Дыхание поверхностное, лёгкие не дышат полной грудью. Все органы как будто перекручены, кровообращение нарушается. Единственная часть тела, где остаётся некоторая энергия, — это руки. Пациент может передвигаться медленно, но двигать руками, например, собирать вещи ловко.

Слабая энергия меридиана трёх обогревателей пытается компенсировать отсутствие ментальности за счёт зачаточных элементов эмоциональности. Возникает смутное чувство страха. Мозг начинает искать безопасное место и стремится к быстрому объединению с группой, лишь бы не отбиться от стаи. Это первичные, архаичные реакции на оценку групповых отношений. Из-за физической слабости человек с недостатком энергии в меридиане перикарда скорее «собиратель, чем охотник». Он занимает самую низкую позицию в иерархии стаи, и хотя может мелькнуть чувство унижения и злости, его намерения ограничиваются скорее стремлением не уступить другим, находящимся ниже, чем намерение подняться самому.

К слабости меридиана трёх обогревателей могут привести кумулятивные травмы, сексуальное насилие и физическое старение организма.

Резюме

Здоровый меридиан тройного обогревателя — это инстинкт безопасности и жизнеспособности. Человек со здоровым меридианом тройного обогревателя открыт и бесстрашен, он способен вовремя отграничиться и дистанцироваться от опасности и стресса внешних обстоятельств.

Патология энергии этого меридиана отвечает за расстройство привязанности, но не в смысле эмоциональной привязанности, как это описано в теории Боулби, а архаично-глубинной, врождённой принадлежности к группе — когда утёнку всё равно, ходить за курицей или за мамой.

Она же отвечает за подсознательное подчинение слабого сильному, то есть неосознанную расстановку иерархии и бессознательное реагирование на знаки ранжирования в группе. Здоровый меридиан трёх обогревателей позволяет человеку без страха подходить к незнакомым людям и жить без недоверия.

При патологии меридиана трёх обогревателей возможны такие психические расстройства, как ПТСР (посттравматическое стрессовое расстройство), мания, состояния бреда, генерализованное тревожное расстройство. Для коррекции лучше всего подойдёт травмотерапия.

С этим меридианом нужно работать, в первую очередь, когда человек пережил катастрофы природных бедствий, насилие с экзистенциальной угрозой жизни, военные травмы, долгую депривацию или несвободу.

Меридиан жёлчного пузыря

Норма, здоровое состояние. Элитный исполнитель, воплотитель идей

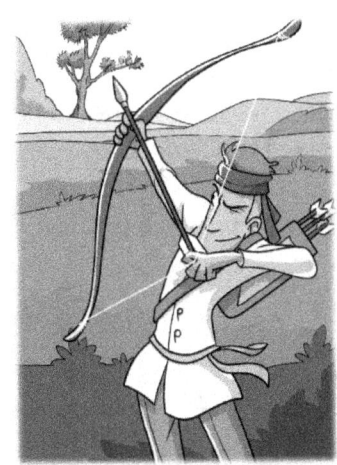

Энергия меридиана жёлчного пузыря — это энергия достижения цели. Она похожа на концентрацию снайпера перед выстрелом. Его внимание не в себе, не в теле, а вовне, в мишени. Ничто не может его отвлечь, весь мир как бы на время полностью исчезает из поля восприятия, при этом цель ни на минуту не ускользает от его внимания, полнейшая концентрация. Конечно, этому процессу предшествует трепетная подготовка к его реализации.

Иногда цель ставится так высоко, что для её достижения может понадобиться целая жизнь. У человека со здоровым меридианом жёлчного пузыря хватает на это терпения. У него, кажется, просто бесконечное терпение. Поймите правильно, здесь речь не о планировании достижения длиной в жизнь. Здесь речь о выжидании момента выстрела по цели и о накоплении ресурсов для достижения. Меридиан жёлчного пузыря — это последний рывок перед финишем, квинтэссенция и апогей процесса достижения.

Высшая цель у человека со здоровым меридианом жёлчного пузыря никогда не будет мелочной. Терпеливый, изнуряющий, каждодневный, годами продолжающийся труд фигуриста — это меридиан селезёнки и перикарда, а его самый виртуозный прыжок — это энергия меридиана жёлчного пузыря. Энергия меридиана жёлчного пузыря даёт олимпийский результат, который долгое время никто не сможет повторить; это будет фантастический успех проекта, выполненного в правильном русле времени; это будет гениальное решение технического устройства, которое преобразит надолго всю отрасль.

Человек со здоровым меридианом желчного пузыря — тот, о ком потом скажут «просто повезло» оказаться в правильное время в правильном месте. «Везунчик» не станет оспаривать мнение журналистов, которые, гонясь за сенсацией, усмотрят, сколько терпения и усилий вложил везунчик в свою сегодняшнюю победу. Почитание и мнение окружающих не столь важны для меридиана желчного пузыря; ему важно достижение цели — это его успех, очень личный, не обязательно публичный. Главное, он это смог!

Человек со здоровым меридианом желчного пузыря, как никто другой, способен годами скромно накапливать ресурсы, практиковаться и тренироваться. При этом он черпает энергию из «визион». Этому термину, мне, к сожалению, трудно найти точный перевод на русский язык. «Визион» — это предвидение и концептуальный замысел. Когда человек точно чувствует направление развития и на уровне предвидения ощущает, что правильно, а что нет. «Визион» невозможно вербализировать, потому что как только это упаковывают в слова, оно теряет своё сокровенное значение, обретает вербальную форму и становится примитивно-практичным, более не вдохновляющим источником. По этой причине существует суеверие, что самые потаённые желания лучше не раскрывать — они теряют не только тайну, но и приобретают чуждый социальный смысл, которого в мечте быть не должно. Визион — это всегда очень личное.

Итак, визион — это то, что питает и поддерживает человека со здоровым меридианом желчного пузыря на протяжении многих лет. Он может перелопатить все библиотеки мира, чтобы найти нужную информацию. Он может днями и ночами конструировать, мерить и переделывать, пока не решит, наконец, техническую проблему, так, чтобы невиданное до сих пор устройство, наперекор всем, заработало так, как он это представляет. Цели человека со здоровым меридианом желчного пузыря всегда практичны и осуществимы. И ещё важно, что они конструктивны, они не бывают разрушительны, иначе он не смог бы черпать из них энергию долгие годы.

В одном из рефератов Русского Антропологического Общества 1878 года, посвящённом описанию инородцев округа Колымы, дано описание типичного охотника племени ламутов. (Богданов, 1878). Ламутский охотник, по мнению восхищённого исследователя, был необычайно искусен в охоте и даже ходил на медведя один. Из-за бедности существования имел ламут обычно всего лишь две пульки, ему больше было и не нужно. Стреляя в белку, ламут прицеливался так, чтобы пуля попала не просто в глаз, не повредив шкурку зверька, но и порох для выстрела закладывал настолько точно, рассчитывая полёт пули с учётом силы сопротивления окружающей среды, чтобы сохранить эту свою драгоценную пульку. То есть пуля должна была застрять точно внутри головы зверька, чтобы её можно было потом извлечь и использовать дальше всю зиму напролёт. Для такого выстрела нужна здоровая энергия меридиана желчного пузыря. Высочайшая концентрация, собранность, натренированная практика и импульсивно направленная, бьющая без промаха энергия — это норма меридиана желчного пузыря.

Человек со здоровым меридианом желчного пузыря любит калорийную пищу, которая должна насыщать, но не быть слишком обильной или жирной. При этом он может неделями жить в совершенно спартанском режиме и довольствоваться минимумом, а затем, достигнув цели, наверстать упущенное. Это не повредит его здоровью; он способен даже на физическом уровне надолго адаптироваться к ограничениям. Пищу усваивает и переваривает мгновенно, и, в общем, он не придирчив к еде, скорее неприхотлив. Что касается напитков, здесь он может быть даже гурманом с отличным обонянием, который разбирается в винах и коньяках, но он не гастроном, а именно гурман.

Человек с акцентуированным меридианом желчного пузыря не является самым эмоциональным, окружение ценит его скорее за прагматизм, чёткость и дистанцированность. Он держится в стороне, не склонен к многословию и анализу, так как это не его сфера интересов. Этим пусть занимаются люди со здоровыми меридианами почек и тонкого кишечника.

Человек со здоровым меридианом желчного пузыря не генерирует задачи; он их оттачивает и достигает. Он охотно берётся за самые сложные задачи и завершает их с удовлетворением. Он знает себе цену — он не просто исполнитель, он виртуозный исполнитель в своём деле. Элитарен, мастер своего дела. Такие гениальные исполнители очень редки, их можно сосчитать по пальцам на всю округу, если вообще таких найдёшь.

Человек со здоровым меридианом желчного пузыря никогда не промахивается в своих выборах, потому что хорошо подготовлен и всё точно просчитывает. Он холоден и малоэмоционален в своем исполнении, всегда знает, что делает, даже если все вокруг качают головами от недоверия — он не позволит выбить себя из колеи. Гуманитарные науки и искусство — не те области, где меридиан желчного пузыря силён. Исключение, пожалуй, составляет архитектура, в которой он хорошо разбирается. Человек со здоровым меридианом желчного пузыря не отвлекается на мир отношений и людей, слишком прагматичен для этих тонкостей. Не очень-то дипломатичен, но ни в коем случае не конфликтен, его скорее могут упрекнуть в безучастности и дистанцированности, но это легко прощается группой на фоне его скромности и высокой квалификации. Чёткость расчётов, полная мобилизация сил в рывке к достижению и целеустремленность — то, чем обладают люди со здоровым меридианом желчного пузыря.

В какой психодинамике воспитывался здоровый меридиан желчного пузыря?

Цель в семье, где вырос человек с акцентуированным здоровым меридианом желчного пузыря, ценят намного выше пройденного пути. «Важен путь, а не цель» — эту глупость придумал точно не человек меридиана желчного пузыря. Этого ребёнка с детства учили: «Семь раз отмерь и один раз отрежь».

Родители, скорее всего, сами были перфекционистами. «Не суетись, имей терпение, примени смекалку и новаторство, ставь высокие и долгосрочные цели», — так они воспитывали своего отрока. Ребёнок со здоровым меридианом желчного пузыря растёт не теоретиком и не идеалистом, такие могут свою цель никогда при жизни и не увидеть. Цель, по мнению этой семьи, должна иметь практичное применение, а не просто быть философским конструктом.

Ещё важно, что малыша научили не разбрасываться и не тратить энергию на пустяки. Ему дали понять, что два выстрела в цель — это недостаточный результат. Иногда в жизни бывают ситуации, когда дважды стрелять не придётся, поэтому нужно достичь такого мастерства, чтобы не полагаться на снисхождение судьбы. Случаев не бывает: есть люди, которые их видят, и те, кто их не замечает. Высокая эффективность действий, самоответственность и терпение — вот чем вооружили его родители.

Что может выбить меридиан из строя?

Человек со здоровым меридианом желчного пузыря может выйти из строя из-за неудачи. Но только с важной поправкой: неудачу, которую он приписывает себе, а не обстоятельствам. Он не переносит частое изменение планов и постоянное лавирование в направлении движения — это тоже может его выбить из строя.

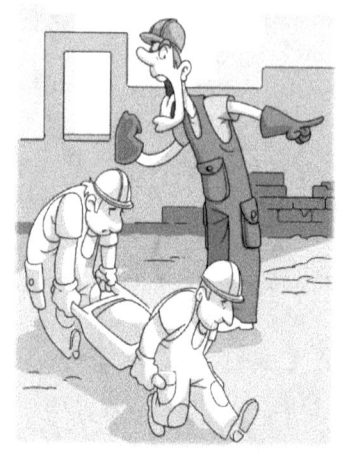

Меридиан жёлчного пузыря

Избыток энергии. Жёлчный волк-одиночка

Человек с избытком энергии жёлчного пузыря — это импульсивный холерический характер, который не пропустишь и не оставишь незамеченным. Он громко разговаривает, может возбуждённо орать, размахивая руками, и при этом очень быстро отходит, в то время как наблюдающим ещё потребуется долгое время, чтобы прийти в себя после его выходки.

В максимальной степени своей патологии может достигать эмоциональной истерии. Это не эротично-женская истерия, а скорее бешено-возбуждённая. Таких характеров полно в больницах судебной экспертизы, когда причиной преступления является не криминальность души, а импульсивность аффекта. Человек с переполненным меридианом жёлчного пузыря не зол по своей натуре, он просто в моменты ярости не может себя контролировать. Он потом искренне удивляется, как это ему нож во время пьяной ссоры в руки подвернулся? Вообще-то, он свою жертву почти не знает и уж точно не ненавидит. В тюрьме о таких быстро распространяется слава «буйный псих».

В менее патологическом варианте этот характер будет просто несдержанным и грубым в общении с коллегами, подчинёнными или клиентами. Например, это может быть прораб на стройке, вместо того, чтобы управлять, он кроет рабочих матом, которые от страха перед его гневом сами себя быстренько и организуют. На руководящих должностях человек с избытком энергии в меридиане жёлчного пузыря может чувствовать себя уверенно и успешно, пока не провалит важный проект.

У людей с избытком энергии в меридиане жёлчного пузыря хватает импульсивности для достижения краткосрочных целей, будь то их собственные или «за того парня», без разницы. Однако на долгосрочных проектах или в ситуациях, требующих планирования, он не уместны.

Какова психодинамика переполненности энергии желчного пузыря?

Ребёнок с избытком энергии в меридиане желчного пузыря обычно привлекает негативное внимание ещё в школе. Он очень подвижен и, вероятно, вызывает подозрения у школьного психолога на наличие СДВГ (синдром дефицита внимания и гиперактивности). Такой ребёнок склонен к дракам, грубости и шалостям; доведя учителя до белого каления, он может смотреть на него широко раскрытыми невинными глазами. Он тот, кто первым попробовал сильные наркотики в группе, и ему всё нипочём. Из-за импульсивного характера подросток с переполненным меридианом желчного пузыря легко может втянуться в криминальные круги. Подростки могут путать его отчаянное поведение с проявлениями силы духа, которой, кстати, у такого ребёнка может и не быть.

Люди с избытком энергии в меридиане желчного пузыря — это те солдаты, которые бросаются на амбразуру и встают из окопа во весь рост. Они делают это не столько из стремления совершить подвиг, сколько из-за неконтролируемых реакций на страх, гнев или провокацию. Надо понимать, что даже если человек с избытком энергии в меридиане желчного пузыря станет профессиональным снайпером, то он не будет наслаждаться тем, что убил, но тем, что попал.

В группе ребёнку с избытком энергии в меридиане желчного пузыря из-за частых конфликтов неуютно, и он становится этаким волком-одиночкой, ищущим себе задачи посложнее и разнообразнее. Ему нужно сбросить импульсивность и лишнюю энергию — вот его истинный мотив.

Людям с переполненным меридианом желчного пузыря нелегко справляются со своим эмоциональным миром, но так же плохо они чувствуют и свой физический. И это неудивительно. Попробуйте почувствовать жар в теле и одновременно сухость холода; слабость и силу; чувство тошноты и одновременно порыв огромной силы. Во время всплеска неуравновешенного аффекта хорошо помогает ведро холодной воды на голову — это не шутка, просто влага и холод действительно помогают уравновесить энергию этого меридиана.

Какова психодинамика переизбытка меридиана желчного пузыря?

В психодинамике семьи наблюдается аффективная импульсивность у родителей. Маленького человечка с переполненным меридианом желчного пузыря не просто сломали родители, они его скорее «покусали» импульсивным и кратковременным насилием. Когда, например, папа с красной рожей ни с того, ни с сего может огреть бутылкой по голове или заехать кулаком в глаз. А на следующий день он извинится за своё поведение и будет любить даже ещё сильнее, чем раньше.

Или, например, перегруженная своими проблемами аристократичная мама, обычно сюсюкающая со своим «зайчиком», вдруг становится язвительной мегерой и унижает до боли в костях. В обоих приведенных случаях родители не умеют справляться с захлестывающими их негативными эмоциями, и, естественно, не могут научить этому своего ребёнка. Тот перенимает такое поведение как норму и даже не пытается регулировать свои импульсы. В воспитательном процессе ребёнка с переизбытком энергии меридиана желчного пузыря родителям не хватает терпения и умения успокаивать захлёстывающие их эмоции.

Коррекция переполненного меридиана желчного пузыря.

Часто застой меридиана желчного пузыря сопровождается импульсивным расстройством личности, а также аффективными расстройствами, такими как мания, СДВГ и психосоматические расстройства.

Коррекции поможет сопровождающая бихевиоральная терапия или эмоционально-фокусированная терапия, где пациента учат отслеживать свои эмоции и находить адекватные способы реагирования, а также научат щадящим способам себя успокаивать.

Естественно, нужно также предоставить пациенту общую картину ущерба, который непереносимость и нетерпеливость могут причинить в отношениях с окружающими. Человек с переполненным меридианом желчного пузыря теоретически может быть эмпатичным, и он не желает наносить вред другим. Его истинная мотивация — это направить переизбыток энергии вовне. Ему важно не просто объяснить, но и дать почувствовать на собственном опыте боль, которую несёт за собой его импульсивное поведение, то есть переоценить, в том числе, и то, что происходило с ним в детстве.

Дифференциация

Патологию меридиана желчного пузыря легко спутать с переполненностью мочевого пузыря.

Люди с избытком энергии мочевого пузыря разворачивают вокруг себя бурную деятельность, им важно, чтобы их заметили. В то время как люди с переполненным желчным пузырём скорее ищут «приключений», событий и людей, с которыми они могут прожить свою эмоциональную переполненность, т.е. выплеснуть её вовне.

Меридиан желчного пузыря

Недостаток энергии. Разболтанный декадент

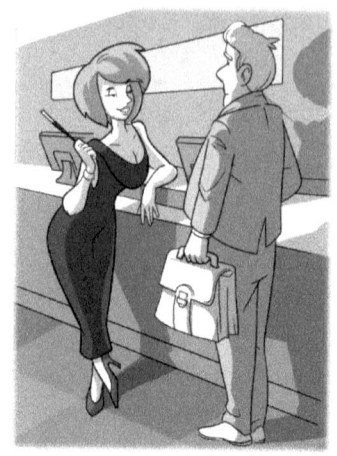

Человек с недостатком энергии меридиана желчного пузыря производит впечатление этакого декадента, эмоционально увлечённого и нигилистичного. Он отрицает всё, с чем он соприкасается: идеи, людей, жизненные ценности. Он умеет искусно инсценировать себя, приобщаясь то к одной, то к другой группе.

Его поведение сопровождается подвижностью мимики и выразительной жестикуляцией, часто эротично подчёркнутой и инстинктивно выбранной, чтобы вызвать отклик. Например, он может курить так, что окружающие будут воспринимать это как эротический акт. У него расслаблены плечи и руки. Он ничего не несёт на своих плечах — это сильно подкупает окружающих. Как правило, энергия скапливается в области таза, что может привести к некоторой разболтанности походки.

Наркомания и алкоголь часто становятся спутниками жизни людей с дефицитом энергии меридиана желчного пузыря, однако не всегда это продолжается долго. Он может довольно легко покинуть зависимость, поразив всех своими способностями сменять идентичность.

Критиканство для людей с недостатком энергии меридиана желчного пузыря — обычный стиль общения с окружающими: серьёзное они назовут скучным, весёлое — поверхностным, всегда найдут, чем уколоть. Они искусно ускользают от критики, не оставляя следов, не спорят и не занимают чёткой позиции. Часто они уходят в мир искусства, где легче всего спрятать отсутствие собственной направленности и бесцельность жизни. Такие люди скорее представляют собой недоучек в области искусства, не претендующих на знание, но подчёркивающих свою интуитивность и гениальность.

У него много пафоса; одевается нестандартно, говорит о второстепенных вещах, но очень эмоционально, почти истерично. Однако, если прислушаться к сути его критики, становится ясно, что его протест — просто ради протеста, отрицание — просто ради отрицания. Это своенравное упрямство, характерное для подростков. Ведь пока он не создал ничего нового, но упорно пытается разрушить старое. Он революционер ради разрушения, а не ради созидания.

В искусстве человек с недостатком энергии меридиана желчного пузыря является псевдоинноватором, который ставит на сцене классические произведения, но обесценивает их пошлой вульгарностью своих изменений. Я однажды попала на постановку оперы «Севильский цирюльник» в Берлине, где режиссёр перегнул палку настолько, что устроил сцену внутри сцены. Другими словами, пока на главной сцене развивается основной сюжет, на внешней, большой сцене актёры бегают с полотенцами и шезлонгами, демонстрируя пляжный сезон в Италии. Видимо, режиссёр хотел передать публике идею о том, что действие происходит именно в Италии. Подобные псевдоинноваторы кишат в настоящее время в опере, так что образованные люди перестали посещать театры и предпочитают ходить в кино. Попробуйте сказать такому режиссёру, что идея этого произведения вечна, и её не нужно переосмысливать, а музыка Россини сама по себе гениальна. Псевдоинноватор ответит вам презрительным высокомерием, утверждая, что вы ничего не понимаете в современном искусстве и безнадёжно устарели.

Человек с дефицитом энергии меридиана желчного пузыря способен разрушить устои общества, государства и даже морали. Потому что у него самого отсутствуют эти устои, и он не придает им никакой ценности. Бесцельность его существования настолько глубока, что он пытается спастись, проявляя гипертрофированную эмоциональность и часто меняя идентичность.

Как правило, его отношения характеризуются разрушительным хаосом; беспорядочные сексуальные связи и часто потеря моральных устоев. При этом у него всегда найдётся идея, объясняющая и оправдывающая такое поведение. Например, пары, посещающие свинг-клубы, вербуют публику, приводят аргументы в пользу своей раскованности, разнообразия и глубокого владения сексуальным искусством. За этим стоит не сексуальное расстройство, а расстройство идентичности, полная внутренняя разболтанность. Как человек, не чувствующий себя, может испытать чувство удовлетворения и, тем более, удовлетворить другого?

Человеку с недостатком энергии в меридиане желчного пузыря постоянно приходится вступать в различные группы, чтобы краткосрочно идентифицироваться с ними, а затем отрываться от старой группы или партнёра и находить новых.

Он полон скрытой, латентной агрессии. Его агрессия обычно направлена на разрушение мира в целом, а не на конкретного человека. При этом разрушение, как правило, происходит на уровне ментального или морального плана, поскольку у него не хватает активно-деятельной энергии для физического проявления агрессии, да и мужества тоже.

Какова психодинамика развития нехватки энергии желчного пузыря?
В психодинамике семьи часто наблюдается заброшенность, отсутствие ориентиров, бесцельность и чувство растерянности. Семейная среда не обеспечивает ребёнку стабильности, поддержки и ощущения безопасности. В период подросткового возраста дети стараются покидать семью в поисках новых ориентиров и направления в жизни.

Причем не важно, в каком социальном слое находится семья. Первое, что сделает такой подросток, — это изменит свой социальный статус на противоположный, ошарашив, например, родителей-обывателей пирсингом и своей бездомностью, или обесценит социально неустроенных родителей, поступив в институт культуры и создавая непонятные им «высокохудожественные» новаторства. Ребёнок с нехваткой энергии в меридиане желчного пузыря не терпит конфронтации; он — совершенный революционер и нигилист. Беспочвенность и отсутствие собственного «я» — это главное, что он выносит из своей семьи.

Дифференциация
На физическом плане пациенты с недостатком энергии желчного пузыря часто жалуются на геморрой и недержание газов, почти как у толстой кишки. У обоих действительно много схожего в психодинамике развития,

но дефицит меридиана толстой кишки не инсценирует себя, он признает потерю своей «социально признанной идентичности». В то время как дефицит меридиана желчного пузыря пытается идентичность заимствовать.

Психические расстройства, часто сопровождающие недостаток энергии меридиана желчного пузыря, включают в себя различные зависимости, наркоманию и алкоголизм, бред, амнезию. В когнитивном плане может наблюдаться обсессивная зацикленность на своих идеях.

По лёгкости поведения в обществе человека недостаток энергии меридиана желчного пузыря можно спутать со здоровым меридианом лёгких. Оба они демонстрируют лёгкость в своих жестах и проявлениях. Именно поэтому их часто заносит в искусство. Здоровый меридиан лёгких черпает свою лёгкость в толерантности, гибкости и тонкости восприятия. В случае с дефицитом меридиана желчного пузыря легкость возникает из-за отсутствия плана и перспективы развития на жизнь. Обратите внимание не только на подвижность мимики и рук, но и на нижнюю часть тела. У здорового меридиана лёгких она гармонично-эстетична во всём теле, тогда как человек с дефицитом меридиана желчного пузыря, вероятно, будет чрезмерно вихлять бёдрами, подчёркивая свою свободу и, скорее всего, манерничать.

Резюме

Целенаправленность и высочайшая концентрация — вот что несёт с собой энергия меридиана желчного пузыря. Ценности этого меридиана заключают в себе здравый смысл, рациональность, ясность, смекалистость и инженерную храбрость, независимо от отрасли приложения, в широком смысле слова.

При отсутствии энергии у человека будет ощущение бесцельности существования. При застое энергии цели будут кратковременными, бесполезными и эгоистичными.

Для коррекции важно развивать такие внутренние ценности, как терпение, которое необходимо для достижения долгосрочных проектов, и конструктивность, то есть плодотворность действий. Важно не просто иметь цель перед собой, а иметь созидательную цель, а не разрушительную, и при этом располагать ресурсами для её достижения. Великие плодотворные цели требуют много энергии для их достижения.

Знаменитый Стэнфордский зефирный эксперимент (1968-1972, был направлен на исследование механизма отсроченного удовольствия) показывает, что способность откладывать вознаграждение является критически важной для успеха в жизни. (Michel, 2015). Дети, способные к отсроченному вознаграждению, выполнив задание и получив свой зефир несколько позже, в дальнейшем гораздо более успешны в жизни. Успех в практически любой области жизни требует от нас умения откладывать удовольствие ради чего-то более трудного и важного.

Меридиан печени

Норма, здоровое состояние. Мудрость жизни

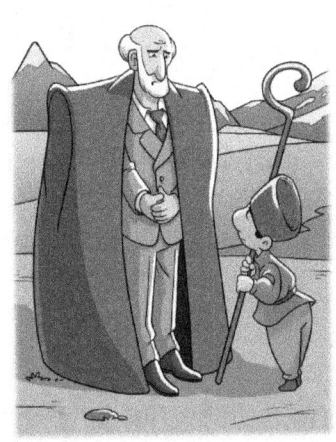

Энергия меридиана печени — это поэтика восточной притчи, мягкая энергия мудрого аксакала: поддерживающая и понимающая. Рядом с человеком, излучающим энергию здорового меридиана печени, чувствуешь себя очень спокойно и защищённо. Он даёт ясность и мудрость, с ним безопасно. Взгляд его глубокий, всепроникающий, но не оценивающий и не сканирующий, а как бы видящий вашу суть насквозь, всепринимающий, не осуждающий.

У здорового меридиана печени отличный слух и хорошая кинестетика. Люди здорового меридиана печени любят молочные продукты, сыр, яйца, овощи и фрукты. Им не нужна часто горячая пища; они могут быть сыроедами. Как правило, интуитивно или по ритуалу они проводят постные дни. Мясо они едят редко.

Человек со здоровым меридианом печени не торопится, не терпит суеты и спешки. Разве можно в спешке понять суть вещей или увидеть человека целиком? Настоящие встречи происходят неспешно. Постичь человека можно только, предоставив ему достаточное пространство, дав ему возможность развернуться во всей широте своей души, чтобы он мог показать себя.

Люди со здоровым меридианом печени являются самыми лучшими слушателями. Они слушают неторопливо и вдумчиво. Не надо много спрашивать, человек сам всё расскажет, сам выставит наружу самые потайные уголки своей души, если будет чувствовать всепрощение и понимание.

Энергия здорового меридиана печени придаёт человеку особую гармонию. Он может не говорить много, но когда заговорит, привлекает внимание настолько, что его невозможно перебить, недослушав. Его слова искусны и продуманы, каждое слово взвешено. Такой человек никогда не бывает грубым или невежливым. Он искусный дипломат, обладает неоспоримым авторитетом и способен привносить мир и толерантность в общение. Его присутствие успокаивает конфликты, и люди уважают его, обращаясь за советом. В своих советах он помогает расширить мировоззрение собеседника, открывая новые горизонты. Взгляд такого человека созерцателен, он коммуницирует и дышит всем своим телом, излучая свет и покой. Он ценит вежливость и красивое слово.

Вокруг него собирается семья, и это неудивительно: ведь он придает всем стабильность, глубину восприятия и осмысленность жизни. Он редко оказывает инструментальную помощь, и если делает это, то скорее незаметно, например, тихонько сунет купюру в карман нуждающемуся. Не ожидайте от него наследства: он ставит детей на ноги, а не сковывает их материальными благами и никогда не балует.

Он учит детей жить здесь и сейчас, но при этом подчеркивает, что «мы были и будем», поэтому наши поступки должны быть «вечными». Его сложно не слушать, и совершенно невозможно игнорировать. Рядом с ним особенно чувствуется понятие «мы», которое объединяет и поддерживает. Релятивность оценки всегда будет ошибочной; нужно иметь всеохват и целостность восприятия. Человека невозможно разложить на части, а жизнь человеческую можно оценить только с высоты возраста. Оценки людей с гармоничным меридианом печени надморальны; они интуитивно чувствуют, что мораль общества может быть ошибочной и относительной.

Человек с гармоничным меридианом печени не любит работать в группах, не терпит иерархии и разделения ролей и не привержен идеализации себя. Он склонен выбирать профессии в гуманитарной сфере или в областях, где может применить свой потенциал. Как правило, он равнодушен к материальным благам и карьерному росту, так как не переносит конкуренцию и сравнения. Любит путешествия и интересуется историей человечества. Работает с энтузиазмом и самостоятельно ищет учителей. Он не проявляет педагогических наклонностей, как человек с меридианом селезёнки, и не обладает философским складом ума, как человек с меридианом тонкой кишки; он — сама земная мудрость, которая выше религии или морали, потому что апробирована здесь и сейчас.

Человек здорового меридиана печени эмоционален, но не разбрасывается и не заражает своими эмоциями: скорее, даёт им глубину, а не широту, хорошо может контейнировать эмоции других.

В какой психодинамике воспитывался здоровый меридиан печени?
В психодинамике такой семьи блюдётся мир традиций и глубокого уважения предков. Там заметен особый интерес к человеку, к обществу и живому миру. Уже с детства человек здорового меридиана печени ведёт себя, как маленький старичок, зрело и серьёзно относящийся ко всему, чем он занимается. Дружит и держится, как правило, на равных со старшими по возрасту, про таких говорят: «Умны не по годам». Он не тот ребёнок, который любит шумные игры.

Любит, когда родители рассказывают сказки и легенды — они учат глубокому смыслу жизни и помогают подняться на перспективу птичьего полёта. Архетипичность образов — это форма мышления людей со здоровым меридианом печени. Со сверстниками такой малыш играет нечасто. И вообще, вторая половина жизни у таких людей, как правило, более удачна, потому что они со временем больше понимают себя самих и находят свою стезю в мире.

Что может выбить меридиан из строя?
Человек здорового меридиана печени терпеть не может узколобых, ограничивающих людей. Если волею судьбы они попадают от таких людей в зависимость, то может произойти сбой меридиана.

Дифференциация
Меридианы желудка и печени, на первый взгляд, имеют много общего в своём отношении к человеку. Меридиан желудка характеризуется восприятием и толерантностью ко всем людям, основываясь на признании «Человека» как высшей ценности. У меридиана печени также присутствуют всеприятие и толерантность, однако они базируются на его рассудительно-земном отношении к ошибкам, то есть его толерантность укоренена в жизненной мудрости.

Меридиан желудка, в отличие от меридиана печени, реально не замечает человеческие ошибки или игнорирует их, тем самым исключая их из своего внимания. Здоровый меридиан печени замечает все ошибки и прощает их, исходя из понимания относительности суждений и признания сложности человеческой судьбы.

Меридиан печени скорее помогает в изменении установок человека, направляя внимание на коррекцию его деструктивных убеждений. Здоровый меридиан желудка стремится изменить условия существования человека в надежде, что в благоприятной среде развития человек будет вести себя хорошо и действовать правильно.

Меридиан печени

Переполненность энергии, застой. Эмоциональная гиперчувствительность

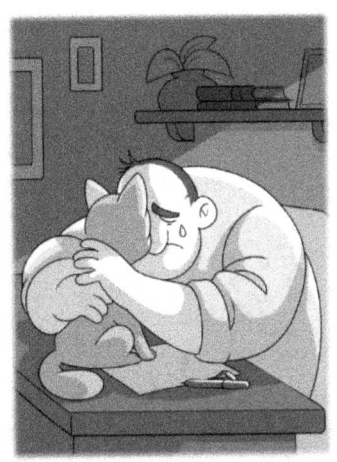

Зачем Герасим утопил свою Му-му? Как могло случиться, что глубоко эмпатичный человек переступает собственные эмоциональные границы? Слёзы катятся, но он топит. Сенситивная эмоциональность человека при застое меридиана печени настолько сильна, что она теряет очертания, теряет границы восприятия.

Неуверенность, возникающая при переполненности меридиана печени, проистекает из сравнения себя с другими. И это сравнение всегда выходит в пользу других, поскольку оно наполнено не только уважением к окружающим, которые, кажется, «всегда лучше чувствуют и знают», но и от глубокой неуверенности в себе, достигающей степени полного растворения и самоуничижения.

Эта неуверенность обычно укореняется с детства, когда ребёнок начинает осознавать своё отличие от окружающих, чувствуя, что его восприятие мира другое, что приводит к нарастанию неуверенности, своего рода ощущению, что «что-то со мной не так».

Он даже и тело собственное ощущает плохо, оно кажется ему чем-то вроде неповоротливой дубинушки. Собственное напряжение остаётся незамеченным, а когда ему на него указывают, реакция обычно усугубляется мыслями вроде «да я такой неуклюжий и вообще ничего не могу». В глубине души он знает, что на самом деле способен на многое, но не может выразить словами, что его неуверенность связана только с эмоциональной сферой из-за перегруза восприятия.

Такие дети часто становятся в классе клоунами, принимая эту роль добровольно, чтобы скрыть свою излишнюю чувствительность. Они искренне позволяют смеяться над собой другим, потому что сами готовы смеяться над собой без обиды. У них лёгкий и весёлый нрав, благодаря чему они редко становятся жертвами моббинга. Хотя моббинг не исключён, они совершенно не умеют себя защищать. Но обычно находится тот, кто готов их защитить.

Ребёнок с переполненным меридианом печени обычно имеет низкое мнение о себе и своих способностях. Даже демонстрируя хорошие учебные результаты, он склонен стеснительно указывать на тех, кто, по его мнению, учится лучше, а себя он считает посредственностью. Это чувство не связано с ложной скромностью, а является результатом глубокой неуверенности в себе и своих возможностях.

Такому ребёнку, как правило, требуется много силы, чтобы справляться с несправедливостью мира и жестокостью окружающих. Он реагирует на грубость и хамство в десятки раз сильнее, чем большинство людей. Представьте, какие ежедневные усилия необходимы просто для поддержания эмоционального баланса. При этом, насколько глубоко они на самом деле страдают и переживают эмоциональную нестабильность, знают лишь самые близкие и доверенные люди.

Человек с застойной энергией меридиана печени, к сожалению, не способен описать свои эмоциональные переживания; могут уйти годы терапии, прежде чем он начнёт медленно учиться вербализировать свои эмоции и переводить их на ментальный или действенно-рациональный уровень.

У таких людей много скованности и страха. Не случайно обсессивно-компульсивные заболевания относят к группе тревожных расстройств. Человек с переполненным меридианом печени не обязательно страдает от обсессивно-компульсивного расстройства, но сильный стресс может спровоцировать его развитие на долгие годы.

С переводом своей эмоциональной неуверенности в ритуал, например, в мытьё рук, им легче справиться, чем регулировать свои эмоции самостоятельно. У них часто возникают подсознательные фантазии о том, что они перенимают грехи и нечистоту мира на себя. В начале болезни они, как правило, пытаются очистить или отрегулировать себя; со временем неуверенность накапливается, как снежный ком, и они начинают пытаться очистить уже весь окружающий мир.

Психодинамика семьи переизбытка энергии в меридиане печени

В психодинамике семьи наблюдаются явления подсмеивания, подтрунивания и усиления эмоциональной неуверенности, в контексте которых ребёнка эмоционально используют для достижения собственных целей и открыто или латентно запрещают ему себя защищать.

Родители и окружающие часто не замечают страданий ребёнка с переполненным меридианом печени. Во-первых, такой ребёнок удобен, поскольку может поглощать негативные эмоции всей семьи на протяжении многих лет, а то и десятилетий. Во-вторых, как правило, в таких семьях принято проблемы «заметать под ковёр» и не признавать собственные эмоциональные и психологические дефициты.

Рассказ пациента с переполненным меридианом печени часто начинается с идеализации семьи в последних поколениях; он может описывать, какие они замечательные, чувствительные, добрые, и отзывчивые люди. И в некотором смысле это может так и быть, однако из-за чрезмерной отзывчивости и неумеренной эмпатии со временем нарушаются эмоциональные границы семьи. Излишки эмоций остаются «болтаться» в воздухе, оставаясь невостребованными. Негативные эмоции? «Упаси Господи! В нашей семье такого никогда не было и не будет. Это не мы». Гнев, грусть, неуверенность, страх, обесценивание, издевательства — такое, по их мнению, бывает только у других, причём очень далеких от них. «Мы всегда уважительны, вежливы, внимательны и мягки друг к другу». Негатив, как правило, перенимают коллеги, прислуга и соседи, на которых он незаметно сливается.

В ситуациях интриг человек с застоем энергии меридиана печени оказывается совершенно запутанным; он не понимает их сути и не может самостоятельно найти выход. Если за его спиной происходит что-то недоброе, он это интуитивно чувствует, но не только не может защитить себя, но и долгое время не может даже сообразить, что кто-то может думать о нём плохо, и уж тем более предпринимать недоброжелательные действия. Сам он бы никогда не поступил подобным образом.

Беспокойство нарастает и переносится на окружающие предметы — так проще, чем признать, что окружающие меня люди недоброжелательны, особенно если они ещё и близкие. Маленькие пациенты с застоем энергии меридиана печени очень послушны и вежливы, не обижают других и стараются соответствовать ожиданиям окружающих, что, как правило, вызывает у них сильное внутреннее напряжение. Например, такой подросток не откажет отцу в том, чтобы перенять его династию, даже если дело совершенно не соответствует его способностям, и будет всё время сомневаться в своих возможностях, разочаровывая отца и себя всё больше и больше. Он никогда не станет ни с кем конкурировать, скорее, будет извиняться за свою неполноценность.

Меридиан печени

Нехватка энергии, слабость меридиана. Добряк-толстяк

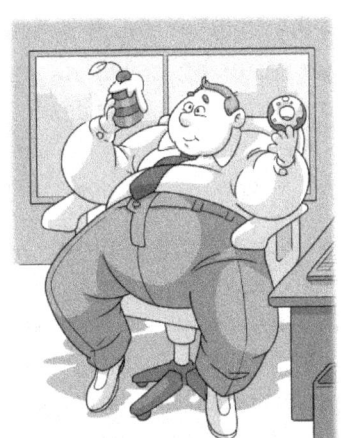

Наверное, ни у какой другой патологии меридианов связь с телом не теряется так сильно, как при дефиците энергии меридиана печени. Человек становится мало разборчивым в еде, употребляя практически всё подряд без различия. Вкусовые предпочтения со временем атрофируются, вследствие чего возникает необходимость переходить на более интенсивные вкусы: не просто сладкое, а чрезвычайно сладкое; не просто горькое, а сильно горькое; солёное, сладко-кислое. Единственный вкус, которого человек с дефицитом меридиана печени, вероятно, избегает — это кислый. Кислый вкус ассоциируется с динамикой и подвижностью, такого он не любит.

Диеты не для него. Он не будет открыто сопротивляться наставлениям врачей и рекомендаций близких; он просто тихо их проигнорирует. Переедание при слабости меридиана печени не связано с жадностью к материальным благам, как это происходит при избытке энергии меридиана толстой кишки. Это случается из-за потери вкусовых ощущений, и чтобы компенсировать этот дефицит, приходится наверстывать интенсивностью вкусов.

Тело ощущается тяжёлым и малоподвижным, особенно заметна тяжесть в ногах и бёдрах. Хронический дефицит энергии приводит к отёкам, одышке, скоплению воды в тканях, делая ноги ещё менее подвижными, поэтому подняться становится трудно. Но трудности испытываются не только при ходьбе, но и при стоянии и даже лежании. Наиболее комфортно чувствует себя в сидячем положении.

Пассивность, обусловленная дефицитом энергии печени, проявляется только в физическом аспекте; в ментальном и эмоциональном планах такой человек может проявлять высокую активность. Иногда, правда, может возникать ощущение шума в голове, но это не тиннитус, а скорее, что-то напоминающее давление. Даже при значительном ожирении голова остаётся подвижной и кажется несоразмерно маленькой по сравнению с телом, словно она принадлежит другому организму.

Человек с дефицитом энергии меридиана печени испытывает сильный страх перед физическими нагрузками. Он старается переложить все возможные активные действия на окружающих, делая это не авторитарно и ненавязчиво, в отличие от того, как поступил бы человек с дефицитом энергии меридиана почек. Возможно, он даже слегка преувеличивает свои физические ограничения, чтобы избежать ненужных движений. Для него движение ассоциируется с источником страха. В то же время любые негативные эмоции он способен абсорбировать без видимых для себя последствий, впитывая даже сильную агрессию, проглотит и не заметишь.

Находясь рядом с человеком, страдающим от дефицита энергии меридиана печени, окружающие чувствуют себя достаточно комфортно. Людям легко идти на контакт с ним, поскольку он не создаёт напряжения, не предъявляет высоких требований, и в его компании чувствуешь удобство. С таким человеком можно поделиться множеством эмоционально неприятных вещей, «выгрузив» их на него.

Какова психодинамика, приводящая к дефициту энергии меридиана печени?

Человек с дефицитом энергии меридиана печени, как правило, начинает пренебрегать своим телом ещё в детстве. Он научился игнорировать своё тело настолько, что страх перед физической активностью у него стал сильнее, чем беспокойство о внешнем виде. Он осознаёт свою пассивность и неподвижность и понимает, что это не добавляет ему здоровья, но невозможность себя замотивировать на реальный физический контакт с окружающим миром кажется ему просто непреодолимой.

Если он не успел завести семью, пока его пассивность ещё в рамках приемлемого, то так и останется жить у родителей, но не из-за зависимости, а из-за своей неподвижности. Методы стимулирования «погоняйло к действию» к нему не применимы. Он давно выработал стратегии, как обходиться с мотиваторами, и его неподъёмная сила быстро заставляет «случайных стимуляторов» оставить его в покое.

Единственное, что на самом деле может заставить его двигаться, — это реальная угроза для его близких. Например, в случае смерти родителей, он активизируется и начинает заботиться о младших братиках и сестричках, даже испытывая приток энергии. Однако для удовлетворения собственных нужд, он не двинет и пальцем. Он будет беспрекословно помогать другим, но никогда себе. Ему часто охотно помогают другие, выражая сочувствие; он воспринимается окружающими как хороший человек, которому просто «не повезло с генетикой», и он болеет.

При этом найдёт себе ментальное или эмоциональное занятие. Не будет совсем один сидеть дома. Любит контакт, публику, журналистов, даже если они описывают, как санитары его сегодня не просунули в двери, чтоб отвезти в клинику, и пришлось вытаскивать его через окно. В психодинамике воспитания заметно полное равнодушие к потребностям тела и активности реального мира. Главное — «надо быть добрым и хорошим человеком», так учили его родители.

Разбалованность — часто встречающееся явление в таких семьях, наряду с расслабленностью и гиперопекой или псевдозаботой. Родители слишком мягкие, при этом дисциплины и требований к детям проявляется самый минимум. «Как же можно отправить ребёнка в спортивную секцию, если он расстроился и не хочет? Плевать на то, что врач сказал, он же не видит, как страдает ребёнок». Если ребёнок проедет на велосипеде два километра к другу, это уже считается занятием спортом, и этого вполне достаточно. «В нашей семье все такие», — говорят они, отметая влияние чрезмерного питания. «Это не пицца и не фастфуд виноваты, это наши гены такие».

Коррекция слабости меридиана печени
Очень эффективный способ мотивировать человека с дефицитом энергии меридиана печени к активности — это обратиться к его чувству совести и справедливости на эмоциональном уровне: «Это неправильно и доставляет трудности окружающим. Тебе следует быть немного активнее, чтобы облегчить жизнь твоим близким». Он наиболее эффективно мотивируется

на заботу о себе через осознание, что его пассивность наносит вред не только ему самому, но и окружающим.

Резюме

Энергия меридиана печени имеет скорее телесно-эмоциональный, чем ментальный характер. Здоровый меридиан печени обладает способностью восхитительно точно считывать эмоционально-психические аспекты человека, может хорошо видеть жизненные мотивы и намерения людей. Если захочет, может даже легко менять судьбы людей, отзеркаливая им их скрытые мотивы.

При переизбытке эмоций возникает застой, и человек может потеряться, утонув в потоке эмоциональных впечатлений. Если не обеспечить уравновешивание через дистанцирование от поступков людей, не научить его самозащите, критическому мышлению, то возрастающая тревожность и напряжение могут привести к застою меридиана и развитию заболеваний.

При недостатке энергии меридиана печени эмоции не обрабатываются совсем и сбрасываются тяжестью в тело. То есть можно сказать, что эмоции проглатываются вместо их дифференциации и реактивного на них отклика. Здесь сложность диагностики заключается в заблуждении, что доброта людей с недостатком энергии меридиана печени воспринимается нами часто как эмоциональный интеллект.

Эмоциональный интеллект, безусловно, приводит к доброте в отношениях с окружающими, но основывается он на умении *обходиться* с эмоциональным миром людей. В случае же дефицита энергии меридиана печени мы видим проявление доброты, основанное на всеприятии, что связано не с глубоким пониманием эмоций людей, а скорее по причине *невникания* в эмоцию. Различение этих аспектов крайне важно.

Ценность меридиана печени — мудрость. Мудрость принятия сложности и запутанности человеческих мотивов и поступков, а ещё мудрость принятия индивидуальности судьбы человека. Чтобы понять человека, нужно увидеть путь, по которому он прошёл. Ценность человеческой жизни измеряется не достижениями в «здесь и сейчас», а разницей в том, откуда вышел и куда дошёл.

Жизненные ценности меридианов

Образы для лучшего запоминания информации.

Меридиан	Недостаток	Норма	Избыток
1 **Лёгких** 03–05 утра	Апатичный меланхолик	**Эстетичный инноватор** *Свобода* *Радость общения* *Инновативность мысли* *Эстетика* *Любознательность*	Возбуждённый трудоголик
2 **Толстой кишки** 05–07 утра	Мелкая шавка	**Хозяин-кулак** *Трудолюбие* *Творческое созидание* *Материальное благополучие*	Алчность
3 **Желудка** 07–09 утра	Зайчик-трусишка	**Альтруист** *Равенство* *Демократичность* *Толерантность* *Безоценочная любовь к человеку*	Наказывающая строгость
4 **Селезёнки** 09–11 утра	Лентяй-разгильдяй	**Дисциплинированный исполнитель** *Дисциплина и точность исполнения* *Здоровье* *Виртуозное чувство времени*	Стахановец
5 **Сердца** 11–13 дня	Пугающее сумасшествие	**Духовность и вера** *Сердечность* *Сила духа* *Оптимистичная вера* *Вселенская любовь*	Воинствующий атеизм

6	Скука	**Мысль творящая**	Пустозвон
Тонкой кишки 13–15 дня		*Глубина познания Идентичность Творчество Ментальность*	
7	Беспокойный угодник	**Созерцательный натуралист**	Злюка пакостник
Мочевого пузыря 15–17 дня		*Жизнелюбие Природочувствование Всеприятие Экологичность*	
8	Узколобый самодур	**Безупречный теоретик-стратег**	Манипулятив-ный властолюб
Почек 17–19 вечера		*Практичность мышления Воля Ответственность Лидерство*	
9	Отравление	**Инстинкт самосохранения**	Самовреди-тельство
Перикарда 19–21 вечера			
10	Слабость	**Инстинкт выживания**	Загнанность
Тройного обогревателя 21–23 вечера			
11	Разболтанный декадент	**Воплотитель идей**	Желчный волк-одиночка
Желчного пузыря 23–01 ночи		*Целеустремленность Концентрация Терпение Прагматичность*	
12	Добряк-толстяк	**Мудрый аксакал**	Сердоболец
Печени 01–03 ночи		*Эмоциональный интеллект Мудрость Проницательность Спокойствие*	

Восемь чудесных меридианов

Чудесные меридианы занимают особое место в ТКМ и по своей сущности сильно отличаются от двенадцати главных меридианов, так как не имеют прямого соединения с органами *Zang* (сердце, печень, селезёнка, лёгкие, почки) или органами *Fu* (желчный пузырь, желудок, толстая кишка, тонкая кишка, мочевой пузырь, тройной обогреватель) и не подключены к постоянной циркуляции „*qi*". Мацумото называет чудесные меридианы «океанами», которые скрывают в себе особый потенциал. (Matsumoto, 1986)

С психологической точки зрения, чудесные меридианы выполняют определённые психические и структурные функции развития, сопровождающие человека на протяжении всей его жизни. Сами по себе они не способны напрямую управлять судьбой человека, как это делают основные меридианы, однако они могут влиять на его жизненную мотивацию и быть огромным подспорьем в мастерстве и творчестве проживать жизнь счастливо.

Восемь чудесных меридианов „*qi jing ba mai*" называются:

Du Mai — Заднесрединный меридиан или управляющий сосуд (*ду май*).

Ren Mai — Переднесрединный меридиан или сосуд зачатия (*рен май или жэнь май*).

Chong Mai — Поднимающийся чудесный меридиан или пронизывающий сосуд (*чжун май, иногда чун или чонг*).

Yang Qiao Mai — Наружный пяточный чудесный меридиан или сосуд пятки янь (*янь цяо май*).

Yin Qiao Mai — Внутренний пяточный чудесный меридиан или сосуд пятки инь (*инь цяо май*).

Yang Wei Mai — Наружный поддерживающий чудесный меридиан или янь-связывающий сосуд (*ян вэй май*).

Yin Wei Mai — Внутренний поддерживающий чудесный меридиан или *инь-связывающий сосуд (инь вэй май)*.

Dai Mai — Наружный опоясывающий чудесный меридиан или опоясывающий сосуд *(дай май)*.

Чтобы не запутать читателя, я буду использовать европейское написание, поскольку перевод и транскрипции на русский язык слишком разнообразны.

«*Qi jing ba mai*» становятся, таким образом, связующим звеном между доно-сферной и после-небесной реальностью, они гармонизируют возможности и существо человека на самом высоком уровне. (Kirschbaum, 1995)

Из восьми чудесных меридианов только двум присваиваются собственные точки акупунктуры: переднесрединному *Ren Mai* и заднесрединному *Du Mai*, которые имеют проекции в плоскости тела. (Stux, 1999)

И мне понятно, почему это так. Эти два меридиана имеют огромное значение, ведь в их области располагаются многочисленные волшебные точки, активно используемые при коррекции здоровья, а также в шаманизме, йоге, магии для изменения судьбы. Точка *Du Mai 10* указывает на центральное местоположение первоначального *Shen*. Его пробуждение является целью всех адептов даосской алхимии (Kirschbaum, 1995). Поэтому я намерена описать эти два чудесных меридиана немного подробнее, чем все остальные.

Позволю себе здесь привести замечательную цитату Киршбаум, активно занимающейся акупунктурой. Она пишет, что «восемь чудесных сосудов обладают независимой организацией и занимают более высокое место в энергетической системе», чем обычные меридианы. «*Qi jing ba mai*» служат связующим звеном между вечно-бесконечным и земно-человеческим измерениями, гармонизируя возможности и существование человека на самом высоком уровне. Как матрица, они тайно управляют процессами развития и циклами созревания человека, представляя собой другую энергетическую реальность. Эти сосуды в теле служат резервуарами и предназначены для справления с чрезвычайными ситуациями» (Kirschbaum, 1995).

Du Mai
Заднесрединный чудесный меридиан.
Управляющий сосуд.
Полёт фантазии

В норме заднесрединный меридиан отвечает за наше подсознание, мечты, фантазии и сон. Подсознание не имеет времени, поэтому с помощью этой энергии человек может одинаково хорошо передвигаться как в будущее, так и в прошлое. В философии йоги этот феномен описан как открытие третьего глаза, когда связь между людьми возможна телепатическим путём, а интуиция находится в полном согласии с сознанием. В христианских мистических традициях можно провести параллель с вечностью и неумиранием души. Движение заднесрединного меридиана возможно сравнить с чувством полёта, но не птичьего, а скорее парящего, как бы планирующего над землёй. В зависимости от умения владеть энергией заднесрединного меридиана, скорость полёта человек может контролировать, от очень медленной до молниеносной.

Для восприятия здорового меридиана важна точка на спине, расположенная между лопатками, которая служит астральным входом, через который осуществляется контакт с физическим телом. Этот вход активно используется в практической магии. Энергия заднесрединного меридиана не имеет связи с землёй и привязана исключительно к телу человека.

Эту часть души, если так можно выразиться, можно сравнить со спутником, вылетающим из тела, но обязательно возвращающимся обратно. Даже в состоянии наркоза или комы эта энергия не уходит далеко от человека, всегда оставаясь в контакте с телом, словно верный пёс, ожидающий возвращения хозяина. После смерти за этой частью души приходят высшие силы, чтобы перенести её в другое тело или измерение. Энергия заднесрединного меридиана может оставаться около мертвого тела несколько дней, ощущая растерянность и грусть, особенно если смерть наступила внезапно. Прежде чем эта энергия войдёт в новое тело, она должна адаптироваться и «ознакомиться» с ним.

Этот меридиан представляет собой, вероятно, самую мистическую часть метафизики китайской медицины. Его энергия позволяет людям вступать в контакт с тонкими мирами, животными и растениями. Практики язычества, шаманизма, тотемизма животных и интуитивная невербальная коммуникация с природой основываются на сознательном управлении энергией этого меридиана.

Психодинамика энергии заднесерединного меридиана напоминает детскую игру: она лёгкая, весёлая, любопытная и подвижная. Образ мечтателя, лежащего на спине и гадающего по облакам, идеально отражает её сущность. Этот процесс больше похож на мечтание, чем на медитацию, и питается энергия заднесерединного меридиана радостью. На подпитке эмоцией радости меридиан наилучшим образом выполняет задачи разума, в то время как негативные эмоции могут его обесточить, хотя он приказы ума не оценивает.

Эта энергия ценит сказки, легенды, фантазии и бесконечность, представляя собой восточный, волшебный тип общения, где ассоциации и поэтические образы приобретают особенное семантическое значение, без которого полноту информации передать просто невозможно. Это не ментальность и не разумность, а запах, свет, тонкость чувственности, ассоциативность образов и поэтичность слов. Подпитать этот меридиан можно чтением Корана, поэзии Омара Хайяма, книг Чингиза Айтматова — того, что читаешь не головой, но сердцем.

Выбить меридиан из равновесия может скученность людей, долгое пребывание в толпе, жизнь в тесных коммунальных квартирах. То есть теснота идей и пространства для здорового тока заднесерединного меридиана абсолютно невыносима — это его гибель.

Цель заднесерединного меридиана — дать психике возможность отдохнуть, оторваться от быта, отвлечься от повседневной рутины и конкретных контактов, получить удовольствие и, что наиболее важно, собрать интуитивную информацию для последующей обработки разумом. Психическая воля и развитая ментальность человека играют значительную роль в управлении этим меридианом. Задачи, связанные с поиском информации и полётом фантазии, в идеале должны быть осмысленными. В то же время задачи, выполняемые меридианом, должны быть конкретными, иначе существует риск его обесточивания и бессмысленной траты энергии.

Психическая воля и развитая ментальность человека имеют большое значение в управлении этим меридианом. Задачи по нахождению информации, полёт фантазии должны быть в идеале осмыслены. А задачи, выполняемые этим меридианом, должны быть конкретными, иначе он рискует истощиться и бессмысленно израсходовать энергию.

Du Mai.
Переизбыток энергии

Пациент с переизбытком энергии заднесрединного меридиана разговаривает без тени эмоциональности, ему тяжело стоять, проще сидеть, руки опущены, висят как плети, ноги на цыпочках, словно он едва касается земли. Его ментальные функции не нарушены; он может отвечать на вопросы, но сам, по собственной инициативе о своих психических травмах рассказывать не будет. Глаза его бегают, в них заметна суета, ему трудно смотреть в глаза другим, сосредоточиться и установить контакт глазами.

Субъективно его состояние описывается как чувство тупого отчаяния и безысходности в ситуациях, казалось бы, когда уже нет выхода. Это скорее ментальное волнение, чем эмоциональное напряжение, как это бывает у обсессивных пациентов. Перегруженному заднесрединному меридиану всё надоело, контактов было слишком много. Ему бы хотелось уединиться, например, в парке, посидеть на лавочке у пруда, понаблюдать за уточками, а затем, вернувшись домой, сесть в кресло-качалку и сварить себе яйцо. Он чувствует себя как 95-летний старик, который больше планирует будущее.

Застой энергии заднесрединного меридиана может вызвать ментальный или психический стресс. Например, срыв во время экзамена, на который были возложены надежды всей будущей жизни, или длительное лишение свободы могут привести к такому состоянию.

Психодинамика семьи, приводящая к застою заднесрединного меридиана — это когда ребёнку запрещают мечтать, не рассказывают сказки и ограничивают его способность к фантазированию. То есть, когда ребёнка учат воспринимать мир исключительно в рамках строгой реальности «здесь и сейчас», не давая ему возможности для когнитивной гибкости и построения оптимистичных сценариев, лишая его надежды на позитивный исход. Родители предоставляют мало светлых историй для развития, в результате чего ребёнок не усваивает концепцию «сказки с хорошим концом» и не учится понимать, что «хорошее» может зависеть от него самого. Может происходить и запугивание фантазий, например, когда религия представляется как наказывающая сила, а не как спасение.

При небольшом переизбытке энергии эффективно помогает охлаждение головы, например, с помощью холодного компресса на лоб. Отдых на природе, особенно наблюдение за игрой детей или поведением животных также способствуют улучшению состояния. Можно преподнести пациенту новую идею с позитивной перспективой, тогда он быстро восстанавливается.

Du Mai.
Недостаток энергии

Пациенты с недостатком энергии в заднесрединном меридиане часто испытывают тяжесть в спине, ощущение, будто спина в середине как бы «сломалась»; им тяжело находиться в положении сидя или стоя на протяжении длительного времени. Самое комфортное положение для них — это полулёжа в позе Махи, подобно изображению на картине Гойи, поддерживая согнутое колено и голову рукой. У этих пациентов чаще всего наблюдается не физическая, а психическая усталость, например, от постоянного напряжения, когда изнурение происходит на ментальном и эмоциональном уровне. Как правило, это люди, уставшие от межличностных контактов: терапевты, учителя, продавцы, сотрудники call-центров. Им хочется заткнуть уши, чтобы не слышать никакой болтовни, и побыть в одиночестве, отмахнувшись от всех, как от назойливых мух.

В состоянии максимального дефицита энергии заднесрединного меридиана пациент может развить тиннитус, спать в позе эмбриона, полностью отключаясь от окружающего мира. Психическая усталость пациента постепенно переходит в состояние отупения, а физическая усталость при этом усиливается. Парадоксально, но в таком состоянии человек абсолютно не способен испытывать гнев.

Пациенту, испытывающему максимальный дефицит энергии меридиана, необходим покой и достаточное количество сна, поскольку меридиан способен к самовосстановлению, особенно когда полностью отключается от внешнего мира, позволяя человеку хорошенько выспаться.

Эффективно восстановлению способствует эстетическое наслаждение, пассивный отдых. В таком состоянии пациент не способен самостоятельно генерировать фантазии; ему необходимо погружение в чужую фантазию: наблюдение за красотой, тихая музыка, слушать байки, просмотр греческого или японского театра, наблюдение за танцем живота. Такое пассивное эстетическое наслаждение, спокойствие, отсутствие шума, временное прекращение общения с весёлыми и шумными людьми, избегание волнующих новостей и пассивное созерцание спокойных фильмов типа Одзу помогут меридиану быстрее накопить энергию.

Ren Mai.
Переднесрединный меридиан

Первоначальный поток энергии происходит в основном в малом небесном круговороте «*xiao zhou tian*» между Ду Май и Жэнь Май. Ду Май является морем Янь-Ци. Жэнь Май является морем Инь-Ци. (Kirschbaum, 1995).

Энергия переднесрединного меридиана является для меня самой загадочной, поскольку она пока не описана ни в одной из известных мне научных или эзотерических литератур. Эта энергия воспринимается как импульсивная, без определённого ритма, и движется она скачкообразно. Для её ощущения важна открытость человека и его готовность к восприятию.

На мой взгляд, её можно было бы лучше всего описать как вспышку, то есть как скачок знаний или озарение. Однако она очень реальна, это не воздушные замки и не фантазии, характерные для заднесрединного меридиана, и не эврика меридиана тонкой кишки. В ощущениях человека, принимающего эту энергию, она воспринимается как *весьма материальная*.

При её активации важен контакт ног с землёй, поскольку она связывает людей под землёй, а не на её поверхности. Ось прохождения этой энергии в теле человека наклонена под углом 60 градусов и направлена в космос примерно в районе седьмой чакры. Под землёй оси людей могут соединяться и функционировать подобно водопроводной или кабельной системе, но, не ища удобное русло, а прорубая самый короткий путь друг к другу. Человек, ставший проводником этой энергии, обретает способность воспринимать эмоциональное и ментальное поле как материальное; он может видеть эмоции как энергетическое поле, а не просто считывать их через мимику людей.

Энергия переднесрединного меридиана ассоциируется скорее с ментальностью высокоразвитых существ, не являющихся человеческими, и её изучение представляет собой задачу для физиков будущего, которые будут описывать состояния между материей и не материей. В присутствии человека, имеющего доступ к этой энергии, могут часто ломаться электронные устройства, например, компьютер может внезапно выключиться без видимых причин. Этот меридиан способен сжимать и распаковывать информацию. Передача информации происходит в упакованном, сжатом виде, и в момент озарения она раскрывается. Степень сопротивления в человеке этому меридиану может варьироваться, что влияет на интенсивность потока энергии, пропускаемого через себя.

Тот, кто способен распаковать весь пакет информации с помощью этого меридиана, получает очень точное семантическое и фактическое представление. Здесь ключевую роль играет смысл и значение, а не форма информации как таковая. В отличие от заднесрединного меридиана, который передаёт образно-визуальные картинки, переднесрединный меридиан фокусируется на смысловой, семантической информации. Скорости передачи информации в этом случае также отличаются и практически не поддаются контролю. Ментально-точная картина упаковывается в смысловое содержание, пересылается в упакованном виде и распаковывается человеком в момент озарения.

Материалы, такие как синтетические химические вещества, пластик и резина, могут препятствовать прохождению и току энергии этого меридиана.

Переднесрединный меридиан заземляет человека, его идеи становятся весомыми и практичными, восприятия себя и мира незыблемо-вечным, как вечна энергия, которая никуда не исчезает, а лишь меняет форму существования. Под материальностью имеется в виду не оформление материи, этим занимается меридиан толстой кишки, но лишь восприятие материи, как потенциального средства к изменению мира.

Деформации переднесрединногозщъж меридиана не относятся к типичным психическим расстройствам, хотя внешне могут напоминать психоз. В таких случаях психика становится открытой к параллельным измерениям, что может проявляться, например, в «контактах» пациента с инопланетянами, нести в себе параноидальное восприятие действительности и «вертолётное зрение».

Перегруз энергии переднесрединного меридиана может привести к разрушениям на самом тонком молекулярном уровне. В состоянии перегруза этого меридиана человек может легко потерять рассудок из-за невозможности расшифровать ментальную информацию. Эффективное расшифровывание такой информации не требует усилий воли или упорства, а скорее зависит от открытости и готовности человека принять эту информацию.

При дефиците энергии человек теряет интерес к окружающему, проводит время перед телевизором, сидя на пластиковом стуле в резиновых сланцах, потеряв связь с землёй и реальностью. Его представления о смерти могут быть такими: «уйду внутрь земли, стану минеральным удобрением», или «превращусь в лужицу нефти, став топливом для будущих поколений».

Чудесный сосуд. Chong Mai

Chong Mai — это источник оптимизма. Способность к позитивному мышлению, восприятию юмора, умение шутить и подбадривать людей проистекают из энергии этого меридиана. Озорник и шутник, который, идя по улице, насвистывает и улыбается прохожим, является воплощением этого чудесного меридиана. На мой взгляд, его можно активно использовать в качестве дополнительного средства при лечении различных форм депрессии.

Чудесный сосуд.
Yang Qiao Mai

Yang Qiao Mai представляет собой возможность подключения к высшим эгрегорам и идеалам. Под эгрегором здесь понимается энергетическое поле, создаваемое однонаправленными мыслями людей, в данном случае предполагается вовлечение многих тысяч человек, что делает эти идеальные структуры достаточно мощными. Таким образом, Yang Qiao Mai дает возможность человеку впитать в себя высшие идеалы. Без энергии этого меридиана подросток может столкнуться с риском отсутствия направления в развитии жизни. В психоаналитическом контексте это может означать нехватку отцовской направляющей силы.

Чудесный сосуд.
Yin Qiao Mai

Yin Qiao Mai — это соль земли, основа общественных норм, воплощение высшей справедливости и межличностных традиционных ценностей, которые не изменяются на протяжении веков, и устои нравственности, впитываемые этим меридианом. В древние времена роль судей часто выполняли женщины — матери, дочери или жёны правителей. Женщинам естественнее придерживаться установленных традиций, правил и поддерживать моральные нормы поведения. При дефиците энергии *Yin Qiao Mai* человек может стать мизантропом или бессмысленным аскетом не в поисках уединения для медитации, а стремясь избежать общества людей.

Чудесный сосуд.
Dai Mai

Dai Mai ассоциируется с эротической энергией, соблазнением, флиртом, кокетством, чувственностью и предвкушением сексуальности. Если ваш пациент проявляет вульгарность, не умеет сдерживать свои сексуальные желания, или, наоборот, испытывает отвращение к сексу, долгое время без видимых причин не может найти себе партнёра, то я рекомендую включить в план лечения корректировку этого чудесного меридиана.

Чудесный сосуд.
Yin Wei Mai

Yin Wei Mai является энергией регенерации и исцеления, в первую очередь, физического здоровья, но также оказывает влияние и на эмоционально-психическое состояние. Заболевания спины, вызванные психическими нагрузками, и синдром выгорания успешно лечатся при активации этого чудесного меридиана. Расфокусированное спокойствие, достигаемое в позе «кучера на дрожках», или беззаботный ребёнок, болтающийся на заборе или качелях, повиснув на перекладине на уровне груди, являются примерами повседневных форм активации этого чудесного меридиана. Эти позы регенерируют наше физическое тело лучше всего.

Чудесный сосуд.
Yang Wei Mai

Yang Wei Mai — это океан доверия к миру. Любопытство, склонность к риску, радость от неизведанного и открытость к новому — вот что дарит энергия этого меридиана. Первооткрыватели, любознательные путешественники и малыши, которые тянут в рот всё, что видят, являются яркими примерами людей с активным меридианом *Yang Wei Mai*.

Доверие к миру здесь не равно наивности; это скорее глубокая вера в то, что сильные папины руки тебя поддержат и помогут вовремя перейти туда, где будет ещё лучше. Сбой чудесного меридиана происходит от недоверия, сильных обид и ответной реакции на предательство доверенных лиц и авторитетных структур.

Достаточно распространённые психические расстройства, такие как «синдром месси» (от английского messy — неряшливый) или поведение «преппера» (от английского «prepper» — человек, готовящийся к катастрофе), могут быть улучшены активацией этого меридиана. Я рекомендую обязательно седировать этот чудесный меридиан при сильных травматизациях, особенно связанных с экстремальными ситуациями и природными катастрофами

Трансгенерационность передачи энергии меридианов.

Отношение человечества к генетике предков менялось с течением времени. Изначально оно было магическим и шаманистским, у предков искали защиты и совета. Позже оно стало символично-мистическим, и постепенно, с момента накопления собственных сил и передачи бразды правления судьбы в собственные руки, человек или забывает о предках вовсе или обращается к ним с особым этическим благочестием. В последние десятилетия в Европе наблюдается новый всплеск почитания собственной истории семьи, но, конечно, он уже происходит на новой волне, основанной не на магии и мистике, а на базисе осознанности идей психоанализа в массах и системного подхода в терапии.

В прогрессивных кругах мегаполисов вряд ли найдётся кто-то, кто не провёл год-два на кушетке психоаналитика, из мотива понять себя самого и своё бессознательное. Это стало среди молодёжи модным веянием. О байках психотерапии рассказывают на берлинских вечеринках не шёпотом, как пятьдесят лет назад, а с налётом «это, правда, очень cool!». Желание быть суперменами и сверхчеловеками, раздвигание собственных границ возможностей движет молодое поколение к психоаналитической кушетке. Проанализировав себя, люди ищут у предков ресурсы и стараются объяснить свои неврозы и неудачи передачей бессознательных делегаций родителей и прародителей.

Энергия меридианов не передаются по наследству генетически, но психически. Если меридиан здоров и силён, он в своём качестве передастся ребёнку автоматически. Потому как проявление его, как правило, лёгкое и ненавязчивое, а польза от него чувствуется в жизни непосредственно.

Здоровый меридиан может потеряться в двух случаях. При сильном негативном воздействии среды, травматизации, т.е. в жизни должно произойти что-то сильно выходящее из нормы, чтобы меридиан сбился. Или если ему противостояла более сильная деструктивная энергии другого меридиана. Например, один из родителей имеет сильный здоровый меридиан АА, а другой противопоставляет ему перегруженный ХХ. Ребёнок рискует в этом случае запутаться из-за постоянного конфликта информации. Что хорошо, а что плохо? Кто чему виной? Чьё поведение вызывает напряжение? Чистоты психической информации не получается. Энергии как бы смешиваются, и происходит диссонанс восприятия.

При интерференции, если оба родителя имеют один и тот же сильный, здоровый меридиан, ребёнок обязательно переймёт его по наследству и будет в полной мере наслаждаться его плодами, т.е. такой меридиан станет руководить его судьбой. Именно поэтому, описывая типичную психологическую характеристику меридиана, я старалась использовать парные семейные ситуации, т.е. описывать типаж в его чистом виде, что в реальной жизни, конечно, не часто случается. Зато такое описание даёт читателю возможность прочувствовать психическую энергию меридиана в его чистом здоровом виде.

То же самое можно сказать о нарушении меридиана. Если один и тот же меридиан нарушен у обоих родителей, он, к сожалению, будет впитан ребёнком бессознательно и потребует позже огромных усилий и долговременной терапии для его коррекции. Слава Богу, большинство людей имеют не сильные нарушения, которые хорошо поддаются корректировке. Точно так же, как многообразие генов защищает нас от болезней, многообразие психических энергий разных кланов и родительских семей спасает нас от фатализма судьбы.

Здоровый меридиан передаётся по наследству незаметно. Если меридиан здоров и силён, его не выбьют даже экстремальные ситуации. Примером тому может служить жизнь нобелевского лауреата Александра Солженицына или Виктора Франкла, основателя экзистенциальной психологии, которые выжили в нечеловеческих условиях, не только не потеряв силу духа, но и помогая другим. Чем больше человек имеет норм-меридианов, тем плодотворнее его жизнь, тем выше защищённость от любого стресса.

Дефицитный меридиан может передаваться из поколения в поколение тоже незаметно. Для его компенсации семья вырабатывает соответствующие стратегии поведения, которые этот дефицит питают и поддерживают.

На первый взгляд, эти стратегии поведения помогают человеку выжить. Но когда случается что-то из ряда вон выходящее, меридиан ломается настолько сильно, что его очень сложно откоррегировать.

В таких случаях психотерапевты говорят о структурном нарушении личности (OPD, 2009). Когда обучение психическим процессам невозможно получить непосредственно от родителя, так как он сам ими не владеет и, соответственно, не может передать это психическое умение своему ребёнку. Структурные нарушения передаются по наследству в очень раннем возрасте, как правило в превербальном, частично уже во внутробном. Например, невозможность эмоционального регулирования, различения своих собственных границ, адекватного самовосприятия или привязанности и т.п.

Переполненный меридиан, как правило, не передаётся по наследству. Он активно прорабатывается уже в следующем поколении. Потому как дети замечают, что с их родителями что-то не так, и стараются или полностью отказаться от этой экстремальной энергии или выработать свои, новые стратегии поведения и реагирования. Анорексия борнаут, трудоголизм, как правило, не передаются по наследству. То есть от энергий переполненности меридианов мы защищены изначально сильнее, чем от его дефицитов.

Коррекция меридианов

Способов коррекции меридианов очень много: массажи, цигун, тайна, шиатцу, акупунктура, иглоукалывание, йога, прижигания, работа с энергиями, фитотерапия. По данным AGTCM, ведущей профессиональной ассоциации ТКМ, только в Германии сегодня работают 16 клиник, применяя в лечении методы китайской медицины.

Целенаправленные движения, дыхание и расслабление поддерживают тело свободным и гибким, ум — бодрым и ясным. Растягивание, укрепление, вибрация, постукивание, растирание, тряска и встряхивание являются настоящими источниками энергии и делают меридианы проницаемыми для свободного потока ци. *Тонизация* точек меридианов происходит *по часовой* стрелке, *торможение* энергии при движении *против часовой* стрелки. Вы можете делать самомассаж и медитировать на оздоровление меридиана. Способов вылечиться очень много, нужно иметь желание их применить.

Я думаю, если вы интересуетесь специализированной темой психологической диагностики, то явно уже владеете какими-либо способами коррекции тока меридианов, не мне Вас учить. Эта глава скорее адресована практикам-новичкам или людям занимающимся саморазвитием. Я дам пару самых простых методов коррекции и постараюсь объяснить их суть.

Время коррекции
Во-первых, нужно учитывать время активации меридианов, его Вы найдёте в таблице на страницах 165–166. Время в ней указано не Пекинское и не местное, использовать местное время — распространённое заблуждение среди практиков ТКМ. Поразмыслите сами, может ли ваше местное правительство, двигающее время по своему усмотрению, управлять человеческими биоритмами? Конечно, нет.

Время, указанное в таблице — это солнечное время, т.е. 12 часов будет означать высший пункт солнцестояния. Базируется календарь китайской медицины на солнечном календаре У-Син, где 365 дней разделены на пять элементов. Вы легко найдёте в интернете калькулятор солнечного времени своей страны, некоторые добрые люди выставляют такие программы на своих страницах для общего пользования. Время — достаточно мощный инструмент, его нужно учитывать в лечении и планировании вашей новой здоровой жизни.

Психическая коррекция

Естественно, если меридиан переполнен, его надо успокоить, то есть седировать, а если он в дефиците, то надо помочь ему наполниться. Самое простое, что Вы можете сделать — это отрегулировать свои неправильные представления о жизни. Этот путь очень медленный, но зато самый верный. Перечитайте пару раз раздел главы, где описана норма здорового меридиана, вникните в смысл, представьте себе, как живут, действуют, чувствуют люди такого типа.

Старайтесь смотреть фильмы, читать книги, наполненные этой энергией. Постарайтесь поискать людей такого типа среди ваших знакомых, общайтесь с ними чаще. Подобное притягивает подобное. Если таковых найти трудно, можно поискать биографии и истории такого типа людей в интернете. Старайтесь быть на них похожими, вникните в их суть. Только, пожалуйста, поймите меня здесь правильно — не подменяйте свою самость, не приспосабливайтесь, а именно «растите» вместе с ними. Самость ваша и ваша индивидуальность останется не затронутой, если вы будете ориентироваться на них. Ни в коем случае не нужно стараться «своровать» их, чужую судьбу, как это делают фанаты. При этом нужно быть честным с собой и отслеживать свои деструктивные убеждения. Убеждения исправить намного важнее, чем привычки и поведение.

Следующий доступный абсолютно всем людям способ коррекции — это питание и распорядок дня. Посмотрите, какой тип пищи и какой распорядок дня лучше всего смогут уравновесить патологичный меридиан. Меняйте свои привычки и поведение. Два вышеназванных правила ориентируются на здоровую норму затронутого меридиана.

Если патология зашла далеко, и Вам необходима серьёзная коррекция, то в китайской медицине есть универсальные правила коррекции меридианов. Мы с Вами рассмотрим два самых распространенных правила: «мать-сын» и правило «дед-сын». Для этого нужно немножко глубже вникнуть в схему У-син.

У-син (五行, Wǔ Xíng) — это концепция «Пяти стихий» в китайской философии, которая описывает пять основных состояний или фаз преобразования энергии во вселенной. Эти правила универсальны для достижения гармонии, в том числе и для здоровья, и для судьбы человека.

Принцип мать-сын

Правило «мать-сын» поясняет *«закон питания»*, то есть поясняет, какой тип энергии необходимо взять, чтоб восстановить патологию. Стрелки по кругу указывают, в каком направлении движется энергия. Энергия движется от матери к сыну, то есть мать питает сына. Земля питает Металл, Металл — Воду, Вода питает Дерево, Дерево подпитывает Огонь. При недостатке энергии в меридиане надо седировать сына и тонизировать мать. При переполненности меридиана надо тонизировать сына и седировать мать. Учитывайте, пожалуйста, инь и янь меридианов. Инь меридианы внутри круга, янь меридианы снаружи.

Покажу на двух примерах.

у нас есть дефицит лёгких (Ле-): апатичный меланхолик, переживающий, прячущийся, с детства болеющий астмой непонятного психосоматического происхождения.

у нас есть застой лёгких (Ле+): агитированный трудоголик, перегружающий себя по «самое не хочу», с бессонницей и болями в спине.

Какой тип воспитания, повседневного обхождения и какой тип терапевта, согласно системе У-Син, подойдёт в этих двух случаях?

В первом случае нашему астматику (Ле-) нужна типичная обстановка семьи здорового меридиана селезёнки (Сел=). Они обеспечат ему дисциплину и распорядок дня в смысле предсказуемости и надёжности существования, дадут радость проживания повседневности, чёткость и прозрачность эмоциональных реакций, прогулки и спорт на свежем воздухе. Значит, терапевт должен не сюсюкать, а прагматично встать в позицию нормы меридиана селезёнки и из этой роли корректировать поведение, настроение, состояние пациента. В этой конструктивной атмосфере он быстро начнёт поправляться.

Во втором случае нам надо слить избыток меридиана лёгких (Ле+) в сына, то есть ориентироваться на здоровый меридиан почек (Поч=). Трудоголика нужно затормозить рассудительностью нормы меридиана почек. Здоровая обстановка меридиана почек — это волевое стратегическое решение, отличать важное от неважного, нужное от ненужного. Почки не тратят энергию попусту, они семь раз отмерят, прежде чем взяться за что-то. Терапевт должен перенять роль здорового руководителя (Поч=). Я вспоминаю рассказ одной из моих пациенток, очень хорошо на примере поясняющий, что я имею в виду. К ним в филиал прислали нового начальника, она столкнулась с ним в коридоре, он ей сказал: «Уважаемая Х, в нашей фирме сотрудники так не ходят». Она на него вопросительно посмотрела, и он пояснил: «У нас ходят медленно, не носятся слома голову и не летают по коридору». Моя пациентка была настолько шокирована этой новой культурой руководства, что это действительно изменило её поведение. Будьте непрошибаемым стратегом для таких пациентов, разговаривайте медленно, требуйте вдумчивости, не втягивайтесь сами в их спешку, хаос и желание решить всё «здесь и сейчас же».

Я думаю, принцип коррекции «мать-сын» не сложен и хорошо применим для саморазвития. Изучите «мать и сына» вашего неудачного меридиана и станьте сами себе «хорошей кормящей мамой» или «успокаивающим сыном», дайте себе то, чего вам не хватает.

Принцип дед-внук

Принцип «дед-внук» — это «*закон подавления*» и деструктивных отношений между меридианами, на схеме он указан стрелочками внутри круга. Принцип здесь такой: Металл рубит Дерево, Дерево истощает Землю, Земля впитывает Воду, Вода гасит Огонь, Огонь плавит Металл. Очень хорошо использовать этот принцип, чтобы проанализировать вместе с пациентом причины возникновения патологии меридиана.

Давайте посмотрим на примере (Моч-). Угодник, дефицит меридиана мочевого пузыря. Возбуждённый молодой человек, слегка депрессивный после расставания; бессонница; в детстве страдал энурезом лет до 12, потом само прекратилось; недоволен жизнью, сам не знает, почему, вроде всё у него «неплохо, но всё что-то не так».

Смотрим, кто «дед» этого слабого «внука»? С большой вероятностью можно предположить, что меридиан мочевого пузыря (Моч-) выбила из строя ситуация перегруза меридиана желудка (Жел+). Возможно, в детстве пациент находился в атмосфере излишней строгости и часто терпел наказания. Возможно, его выбил из колеи шеф, который ведёт себя как садист, и наш пациент не выдерживает психологического давления.

Как правило, если ситуация в «здесь и сейчас» так сильно выбила человека, что он обратился к врачу, то его внутренний интроект имеет значение. Интроект — это остаток, неизгладимый след какого-либо раздражителя (или человека), который при сильном или долгом воздействии на психику остаётся с нами навсегда. Наша строгая мама могла уже умереть, но интроект нашей строгой мамы остался с нами навсегда и лезет в голову в самый неподходящий момент, например, перед важной презентацией. В данном случае мы знаем из анамнеза, что энурез был и раньше, то есть независимо, что у пациента сегодня на работе, обезопасить надо ещё и его внутренний интроект, т.е. его видение себя глазами строгой мамы.

Как видите, правило «дед-внук» для коррекции тоже очень эффективно, хотя и более сложное. Здесь надо копаться в деструктивных, болезненных энергиях, анализировать их и исправлять. Но для самопознания этот инструмент очень хорош, его можно давать пациентам как факультатив и домашнее задание. Например, сказать: «Знаете из моих наблюдений, дети, имеющие энурез, часто имели излишне строгое воспитание и жили в страхе наказания за свои проступки, у Вас такого не было?». Даже если он не признается, может дома призадуматься. А в следующий раз спросить: «Кто же у Вас там, на работе, вас так сильно достаёт?». Ну, в общем, медленно работать по этому принципу, меняя мировоззрение пациента на себя самого и на невыносимую для него ситуацию.

Слабый внук (-) провоцирует и деструктивно поддерживает деда (+).

Сильный дед (+) подавляет энергию внука (-).

Принцип У-Син «дед-внук» я бы обязательным предметом включила в программы педагогических вузов. Тогда не было бы взглядов непонимания педагогов: «откуда в такой приличной семье» такой ужасный ребёнок? Проанализируйте сами схему на тему деструктивных отношений между людьми.

Послесловие

Мой замечательный учитель г-н де Мендельсон, работавший в разных странах, вывел твёрдый вердикт, что групповая психотерапия в Японии невозможна. Уважая его глубокий ум и опыт, спешу с ним согласиться. И надеюсь, что моя книга поможет азиатским коллегам создать свои собственные способы терапии, в том числе и психических расстройств, базируясь на понимании своего культурного опыта.

Ведь не важна *форма* терапии, но важно понимание устройства психики, различий в типах психических движений и внутренних процессов, им сопутствующих. Главное понимать, куда мы движемся, и в чём состоит патология. Я, кстати, не исключаю, что материал этой книги возможно использовать в постановке и построении новых концепций воспитания психически здорового поколения нашего глобализированного мира. Возможно, кому-то этот мой собранный опыт понадобится в его будущих наблюдениях или исследованиях.

Это скорее первая попытка привнести корректуры в ТКМ из европейского психоаналитического опыта в виде гипотез, подтверждений или противоречий. Это мой опыт и ни в коем случае не последняя инстанция истины или закона. Давайте создавать здоровое будущее наших пациентов вместе, обмениваясь опытом Востока и Запада.

Список литературы

Giles, H. Chinese-English Dictionary. Kelly&Walsh, Shanghai, 1912.

Freud S., Das Ich und das Es. Reclam Verlag; 2013.

Kasulis, T.P., Ames, R., Dissanayke, W. Self as Body in Asian Theory and Practice. State University of New York Press, New York, 1993.

Kirschbaum, B. Die acht außerordentlichen Gefäße in der traditionellen chinesischen Medizin, Uelzen, 1995.

Kubny M.; Qi — lebenskraftkonzepte in China — Definition, Theorien und Grundlagen. Heidelberg, 1995.

Lorenzen, U. Mikrokosmische Landschaften. Übergreifende Konzepte in der chinesischen Medizin. München, 2006, Band 2.

Lorenzen, Udo. Die wandlungsphase der traditionellen chinesischen Medizin. München, Müller&Steinicke, 1994.

Maciocia, G. Die Psyche in der Chinesischen Medizin: Behandlung von emotionalem und psychischem Ungleichgewicht mit Akupunktur und chinesischen Kräutern. Elsevir, 2020.

Matsumoto K., Birch S. Extraordinary Vessels. Paradigm Pubns, 1983.

Mischel W: Der Marshmallow-Test: Willensstärke, Belohnungsaufschub und die Entwicklung der Persönlichkeit, Siedler Verlag, München 2015.

Operationalisierte Psychodynamische Diagnostik OPD-2: Das Manual für Diagnostik und Therapieplanung, Huber, Bern; 2009.

Schwanitz, Dietrich. Bildung — Alles, was man wissen muß. Wilhelm Goldmann Verlag, München 2002.

Stux, Stiller, Pomeranz: Akupunktur, Lehrbuch und Atlas. 1999.

Wang, Kegin. Zhongyi shenzhu xueshuo [Теория ума в китайской медицине]. Пекин: Издательство древних китайских медицинских текстов.

Цитируется: Yu Chang, 1658. Yimen falu [Принципы медицинской практики], 1988.

Zhang, Boyu. Zhongyi neike xue [Китайская внутренняя медицина]. Шанхай: Издательство научной литературы Шанхая, 1986.

Богданов А.П., Антропологическая выставка императорского общества любителей естествознания, антропологии и этнографии. Том второй. Москва, 1878.

Текст: *Тайянь Ирис*

Иллюстрации: *Александров Антон*

Оригинал-макет, верстка: *Зубарев Алексей*

© 2024
Это произведение защищено авторским правом.
Все права, включая права на перевод, переиздание и копирование книги или её частей, защищены.
Ivanova Irina
c/o Impressumservice Dein-Impressum
Stettiner Str. 41
35410 Hungen

www.ingramcontent.com/pod-product-compliance
Lightning Source LLC
Chambersburg PA
CBHW052158220526
45471CB00004B/1720